LA VÉRITÉ

sur les

MALADIES DE L'UTÉRUS

ET LA PHYSIOLOGIE MÉDICALE

DE LA FEMME

par

LE DOCTEUR DECHAUX

DE MONTLUÇON

Médecin de l'Hôpital et des principales Industries de Montluçon
Glacerie, Verrerie, etc.
Membre correspondant et Lauréat des Sociétés de Médecine et de Chirurgie
de Toulouse, Bordeaux, Lille, Lyon, Paris.
Lauréat de l'Institut.
Ancien interne des Hôpitaux de Paris, ancien élève de l'École pratique, etc.

Prix : 3 fr. 50

PARIS
J.-B. BAILLÈRE et FILS, Libraires-Éditeurs
Rue Hautefeuille, 19.

LA VÉRITÉ

sur les

MALADIES DE L'UTÉRUS

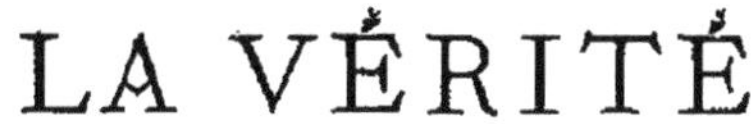

LA VÉRITÉ

sur les

MALADIES DE L'UTÉRUS

ET LA PHYSIOLOGIE MÉDICALE

DE LA FEMME

par

LE DOCTEUR DECHAUX

DE MONTLUÇON

Médecin de l'Hôpital et des principales Industries de Montluçon
Glacerie, Verrerie, etc.
Membre correspondant et Lauréat des Sociétés de Médecine et de Chirurgie
de Toulouse, Bordeaux, Lille, Lyon, Paris.
Lauréat de l'Institut.
Ancien interne des Hôpitaux de Paris, ancien élève de l'Ecole pratique, etc.

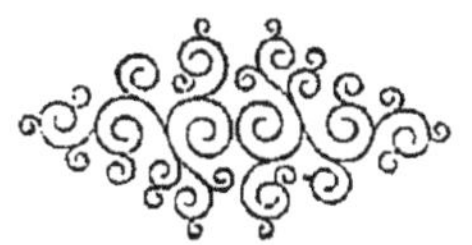

PARIS
J.-B. BAILLÈRE et FILS, Libraires-Éditeurs
Rue Hautefeuille, 19.

PRÉFACE

Les maladies de l'Utérus sont tellement importantes que, depuis 22 ans, elles ont été mises quatre fois au concours sous diverses formes et qu'un prix en permanence a été fondé à leur intention. Je me suis présenté quatre fois dans ces concours, avec des idées nouvelles, seul contre tous. En 1854 j'ai échoué à la Société de Médecine et de chirurgie de Toulouse, et en 1864 je n'ai pas été plus heureux à celle de Bordeaux. Mais, en 1873, Toulouse donnait à mon travail l'unanimité de ses suffrages et sanctionnait par un rapport très-complet qu'il avait mérité le prix intégralement. Bordeaux remettait pour 1875 une question du même genre, et j'espérais encore, une revanche; mais le sort des concours même est très-incertain, et, après six mois d'ajournement, après une analyse laborieuse et un scrutin très-ballotté, je n'ai obtenu là qu'une Mention honorable, le 10 mai 1876. Dans le cercle des Médecins, beaucoup, et des plus éminents, sont de mon avis; mais tous ceux qui, de près ou de loin, ont des attaches avec la spécialité des maladies utérines, me sont hostiles.

Quoi qu'il en soit, ces luttes, ces suffrages, ces oppositions et ces quatre procès-verbaux authentiques, établissent la présomption que l'ouvrage a une certaine valeur et est au moins soutenable. Il est nouveau dans la science, unique dans son genre; il froisse des habitudes, des intérêts, des partis pris; il n'y a rien de surprenant à ce qu'on cherche à l'entraver. Je regrette, sans doute, de ne pas arriver au succès de mon vivant; mais je m'explique les oppositions qui me sont faites, et je n'en veux pas à mes adversaires. Les idées que j'émets dans ce Mémoire ne sont pas de celles qui surgissent tout d'un coup; il leur faut du temps pour germer, grandir et répandre leurs bienfaits.

Mon sujet est si vivace, que malgré mes échecs multipliés, après quelques jours d'abattement, il renaît en dedans de moi. Je l'ai traité jusqu'à présent dans l'ombre, dans la gêne de l'incognito des concours, qui a été très-rigoureux en ce qui me concerne, obligé que j'étais de me cacher par des détours, par des réticences, dans le cas de fondre et de refondre, de mettre à neuf ce que j'avais pu dire sous d'autres formes et à d'autres propos. Maintenant, après 24 ans, je me remets à l'œuvre une cinquième et dernière fois, pour adresser enfin ouvertement mes opinions au public médical. J'aurai encore, dans cette composition, à subir une autre contrainte pour me soumettre aux critiques qui m'ont été généralement adressées dans mes concours. Tous mes rapporteurs m'ont reproché mon langage imagé, mes citations, mon sentiment, ma philosophie, ma poésie et mon originalité. Je suis décidé cette fois à couper les quelques fleurs qui avaient pu venir d'elles-mêmes çà et là dans quelques-uns de mes chapitres, et à présenter aussi sec qu'il me sera possible le squelette, le résumé de mon sujet, puisque c'est la forme des classiques de la science de ne rien emprunter aux classiques de nos humanités.

Cette sensibilité qu'on m'objecte et que j'avoue avoir apportée au lit de mes grands malades, qui m'ont toujours ému et passionné, auprès de mes grands blessés, pour qui j'ai invoqué autant que possible les grâces de la chirurgie conservatrice, et vis-à-vis des femmes pour lesquelles j'ai constamment réclamé le respect ou la pitié; cette sensibilité s'est souvent retournée contre moi-même. Je n'ai pas manqué de sentir les dédains, les indifférences et les hostilités que j'ai rencontrés et j'aurais été cruellement blessé si la philosophie et la religion ne m'eussent soutenu. A cette heure où il ne me reste guère que des espérances posthumes, je ne pense pas voir la réforme que j'ai préparée; toutefois, elle est si pure et si fondée, que je m'en irai avec cette consolation que, dans un avenir plus ou moins rapproché, les femmes profiteront néanmoins des idées que je n'ai cessé toute ma vie d'émettre en leur faveur, *Sine me, sed per me fruebuntur* (Cicéron).

RÉSUMÉ

Etat secondaire de la Matrice

La matrice ne mérite pas l'importance qu'on lui a prêtée. — Elle n'est qu'un vase, un réceptacle, un organe secondaire.

L'aphorisme de Van-Helmont

Les aphorismes, *Mulier est quod est tantum propter uterum* — *Mulier tota in utero*, — ne sont pas fondés : ce sont de grandes exagérations et de grandes injustices.

Le Spéculum

Le Spéculum, dont la vulgarisation a contribué à vulgariser les maladies utérines, ne devrait pas être comme il est, un instrument journalier : — il doit être réservé pour les cas exceptionnels.

Anatomie

La structure du col n'est pas de premier ordre : — quelques fibres musculaires rudimentaires, entremêlées de beaucoup de tissu cellulaire qui dispose énormément à ses tuméfactions, ses infiltrations et ses engorgements. — Pas de nerfs, rachidiens du moins, ce qui explique son insensibilité; — pas d'artères ni de veines, et alors pas de circulation à double courant, comme dans les organes richement vitalisés : une simple imbibition sanguine, spongieuse, capillaire ou lamellaire, endosmotique, comme dans les tissus inférieurs. — Une muqueuse assez forte sur le bourrelet, mais très-fine au museau de tanche et dans l'infundibulum où elle tend à se transformer, à disparaître, et où elle se déchire et s'ulcère et se granule avec une grande facilité et une grande fréquence.

Ma Physiologie du Col

Les usages du col ne sont qu'accessoires : — c'est une armature, un tampon, un plastron contre les chocs; — un goulot, un pylore, un portier pour ralentir l'entrée ou la sortie des liquides qui partent de la cavité utérine ou qui cherchent à y pénétrer. — Il n'est pas nécessaire, on peut le supprimer, on l'ampute souvent. — Il n'a pas dans l'organisme les sympathies phénoménales qu'on lui prête.

La Glaire utérine!

La glaire utérine que maudissent bien des chirurgiens, qu'ils tirent, brûlent, raclent, arrachent et vont détruire au fond du canal du col comme une production morbide, est pour moi l'innocence même, une production essentiellement naturelle.

C'est un obturateur mou et surtout un moyen de communication jeté entre la cavité utérine et le vagin. C'est une espèce de frai, analogue au frai de grenouilles, une trame, un réseau muqueux, susceptible d'une certaine circulation, où des animalcules ou un fluide quelconque peuvent passer.

Cette glaire collante est comparable au stigmate des fleurs qui attrape et retient le pollen à la volée et lui permet de cheminer jusqu'au réceptacle.

Le col et sa glaire constituent une sorte de pistil, la vulve et le vagin une corole, et la fécondation animale se fait comme dans les fleurs, la glaire servant d'échelle, de style, de conducteur.

A l'état de simple humidité du museau de tanche, ou grosse ou courte, ou longue et linéaire, ou repliée et tortueuse, elle attend le souffle séminal et corrige par ses flexuosités certaines déviations, certains défauts de situation, trop haute, trop basse, trop de côté. Elle retient la liqueur fécondante, la fait adhérer et lui permet d'arriver jusqu'à l'ovule.

Division des Maladies de l'Utérus

Les maladies de l'utérus se divisent en anciennes et en nouvelles.

Les maladies anciennes comprennent les lésions positives, bien accentuées, connues et admises depuis longtemps : les squirrhes, les polypes, les renversements, les chutes véritables, etc.

Les maladies nouvelles sont celles que le spéculum et des recherches minutieuses ont fait découvrir depuis 40 ans et mises à la mode : érosions, ulcérations, granulations, hypertrophies du col, déviations légères, abaissements de quelques millimètres, endométrites chroniques, catarrhes utérins, etc., etc.

Les maladies anciennes, historiques, ne sont pas ici en cause; nous les respectons religieusement.

Il n'y a que les maladies nouvelles, qui n'ont pu prendre encore droit de cité, que nous discutions, malgré leurs 40 ans de mode: 40 ans, ce n'est qu'un jour dans la science séculaire.

Raison des lésions récentes

Les ulcérations et les granulations résultent de la ténuité de la muqueuse qui tapisse le col et qui pénètre dans son canal; — des intumescences qui la font éclater; — des contacts, des frottements que subit le col; — des âcretés qui y arrivent ou qui s'y développent; — des cachexies de la femme.

Les gonflements et les hypertrophies du col tiennent à l'âge, à la jeunesse, à l'activité plus grande des fonctions; — à son rôle d'armature, d'agent protecteur qu'il doit surtout exercer alors; — tandis qu'il reste rudimentaire et somnolent dans l'enfance et la vieillesse;

comme un bourgeon atrophié l'hiver et qui se développe au printemps et à la floraison.

Les légers abaissements tiennent aux tuméfactions et aux retraits de l'utérus, — à la tonicité de ses liens qui se tendent ou se relâchent un peu alternativement; — et au tissu cellulaire qui se fond ou s'accumule et qui laisse descendre légèrement ou relève comme un coin tenseur.

La mollesse ou la fermeté du col tiennent à la plénitude de la santé, de la force, de la richesse des éléments de la femme, — ou à ses cachexies, ses appauvrissements, ses affaissements fréquents.

L'état béant ou fermé de l'orifice du col, en dehors de la grossesse, provient de son volume, de sa forme et de ces conditions ci-dessus qui déterminent le *strictum* ou le *laxum*.

Symptômes attribués aux maladies nouvelles de l'utérus par les Gynécologistes

(SYMPTOMES LOCAUX)

« Il n'y en a pas; — il est rare qu'il existe
» de la douleur derrière le pubis, au niveau
» du col malade!

» La douleur, lorsqu'elle existe, se fait sen-
» tir à une grande distance. Elle siége surtout
» dans les reins, les lombes, le sacrum, les
» régions ovariques, la gauche de préférence,
» à l'hypogastre, dans les aines, dans les han-
» ches.

» Elle est mobile, variable dans son siége et
» son intensité. La marche, le saut, la descente
» d'un escalier, la station debout ou couchée
» ou assise ; les secousses, le toucher, les rap-
» ports, la réveillent. Les ulcérations et les
» granulations existent sans donner lieu à
» aucun symptôme. On les soupçonne et on
» les rencontre, tant elles sont fréquentes et
» habituelles. »

Symptômes de Voisinage

« La constipation, la pesanteur au fonde-
» ment, les douleurs au périnée, le ténesme,
» les défécations laborieuses, les épreintes,
» les resserrements du sphincter anal, les
» hémorrhoïdes. Les troubles de la miction,
» envies d'uriner, le jour et la nuit, douleurs
» sur le trajet des uretères; urines claires ou
» troublées. Prurit de la vulve, avec séche-

» resse ou eczmas humides, spasmes, sensi-
» bilité du vagin, vaginisme, rapports dou-
» loureux. »

Troubles Fonctionnels

« Irrégularités des règles ; — fonctions
» conjugales désagréables, entravées ; — sté-
» rilité. »

Simptômes généraux

« Maux d'estomac, dyspepsies ; — entéral-
» gies ; — constipations, douleurs de poitrine,
» sternalgies, névralgies intercostales, appré-
» hension de phthisie.

» Pouls petit, accéléré, irrégulier, léger
» mouvement fébrile le soir, palpitations.

» Anémie, paleur chlorose ; — perte de la
» fraîcheur, de l'embonpoint ; — les yeux exca-
» vés, cernés ; — les traits tirés.

» Faiblesse d'esprit, céphalalgie de la région
» frontale surtout ; — illusions, hallucina-
» tions ; — peurs ; — craintes de l'aliénation
» mentale, qui se réalise quelquefois.

» Bourdonnements d'oreilles, troubles, affai-
» blissements de la vue. Insomnie, rêves ; —
» beaucoup des troubles de l'hystérie.

» Toutes les fois qu'on observe chez une » femme des troubles de la digestion, de la » nutrition et de la santé générale, qu'on ne » peut localiser avec précision; — on peut » soupçonner une affection utérine chronique, » même en l'absence de tout symptôme uté- » rin apparent! »

Ainsi déposent : Lisfranc, Récamier, Chomel, Bennet, Aran, Valleix, Becquerel, Sympson, Huguier, MM. Bernutz et Goupil, Nonat, Courty, Gallard, etc, etc.

D'où proviennent ces symptômes?

Ces troubles dans la santé de la femme sont bien vrais, mais ils ne sauraient provenir de l'utérus et de son col, puisqu'ils existent :

1° Alors que le col et l'utérus n'existent pas; — qu'ils manquent congénitalement.

2° Alors que le col n'existe plus; — qu'il a été enlevé chirurgicalement.

3° Alors qu'il est à l'état parfait; — sans la moindre altération.

4° Alors qu'il est guéri complétement.

Il y a quelque chose d'étrange à attribuer aux petites lésions du col, ulcérations, granulations, tuméfactions, déformations, etc., les grandes perturbations de la nutrition, de l'innervation : la chlorose, l'anémie, les névralgies, la mélancolie les névroses, etc.

A force de s'attacher à la partie, les médecins actuels ont perdu de vue l'ensemble de l'organisation de la femme et ils ont complétement méconnu la Mère, la Mère qui domine toute son existence, et que nous allons retrouver.

Physiologie médicale de la Femme

La Mère

Dieu a donné à l'homme les grands travaux de la force et de l'intelligence à accomplir; — à la femme l'entretien de l'espèce. — A nous, l'énergie, la puissance musculaire, l'étendue de l'esprit; — à elle l'activité des entrailles, les sentiments plus développés.

La Maternité ne se borne pas à mettre au monde; — elle s'étend à l'élevage de l'enfant de l'homme, qui demande des soins exceptionnels et très prolongés; — Elle a besoin au temps de sa fécondité d'une composition particulière de son corps, autre que celle de son enfance, de son âge avancé, autre que la nôtre: — Elle a des actions musculaires à exercer pour porter, suivre et protéger son enfant, pour veiller sans cesse sur lui; — Des sentiments en rapport avec ces devoirs et ces entraînements; — et une passion, un amour sans bornes pour l'attacher à lui extraordinairement.

Sa Lymphe

Sa limphe est le limon dont elle composera son enfant. — La glaire du museau de tanche est le véhicule qui conduit la semence dans le réceptacle utérin. — Elle prépare le mucilage dans lequel s'opère la fécondation. Elle prête les élements infimes avec lesquels se commencera le nouvel être; — et avec lesquels il se développera; — Elle sert aussi à l'agrandissement des organes génitaux. — Et le lait n'est qu'une émulsion dont elle n'est pas exclue.

Elle afflue donc dans les parages utérins; mais elle imbibe tout le corps des jeunes femmes. — Elle les ramollit, les dilate, les rend plus fondantes, plus solubles pour leur reprendre çà et là des molécules, des assises pour l'édification de leur enfant.

Pour concevoir, la femme rétrogade, pâlit, se ramollit, devient enfant elle-même, pour faire le sien. — Elle s'abaisse jusqu'à lui pour le relever jusqu'à elle, et à notre niveau ensuite. Elle descend au plus bas degré de la composition humaine, à ces chairs molles, gélatineuses, pour se mettre en harmonie avec son fœtus. — Elle se fond, elle se résorbe de partout, elle pompe en dedans d'elle ses meilleures molécules pour les transfuser à son embryon. Et dans la construction de son petit corps elle dégarnit tellement le sien propre que quelquefois il s'écroule. — C'est là une des grandes occasions du dépérissement des femmes.

Ses Flueurs blanches

Cette lymphe, elle ne l'improvise pas; elle la prépare à l'avance et elle l'accumule dans les régions utérines, d'où elle flue et déborde. C'est ce que nous appelons ses leucorrhées ou ses flueurs blanches. Ces flux sont en vue de sa première maternité. Chez quelques femmes, c'est une simple humidité; chez d'autres, ce sont des pertes exubérantes, parce que la nature excessive et prodigue change souvent un acte physiologique en un état maladif. — Ces flux proviennent d'une *vis à tergo*, d'un mouvement général et intentionnel et non pas des petites lésions du col de l'utérus.

La fabrication de cette lymphe est un immense travail de l'organisme de la femme. Elle n'est pas une simple exsudation, une simple sécrétion, elle ne résulte pas de ses derniers repas : elle est un extrait de sa propre substance, une transformation de ses propres tissus, un autophagisme.

Ses maux d'Estomac

Ses maux d'estomac, ses dyspepsies, ses suspensions, ses troubles de digestion sont dans le but de cette fabrication. La nature dégoûte la femme, lui ôte l'appétit, ralentit sa nutrition pour faire descendre sa composition de quelques degrés, pour la lymphatiser.

La lymphe ne se fait pas dans l'utérus, — elle y arrive. — L'estomac est le port par lequel parvient en définitive la nourriture, la richesse du corps ou sa pauvreté: Lorsque cette voie est fermée, lorsque les apports sont arrêtés ou diminués, la substance s'étend, se délaye et se rapproche de la composition des chairs tendres de l'enfant.

Sa constipation est liée à la suspension des fonctions digestives et à l'absorption suractive qui se fait alors de tous les sucs nourriciers qui peuvent servir à la nutrition intra-utérine de l'enfant ou à sa lactation.

Ces fonctions, ces aptitudes ne s'exécutent pas au moment précis du besoin; elles s'exercent à l'avance : de là ces symptômes analogues à ceux de la gestation chez tant de jeunes femmes.

L'estomac ne doit pas seulement suspendre ses fonctions; il doit pendant certains temps les exalter et réaliser ces digestions extraordinaires des femmes fréquemment grosses et nourrices. Il y a donc une suractivité qui se porte à cet organe.

C'est là une grande découverte, si je ne m'illusionne : ce principe étant reconnu, et la femme devant être prête de 15 à 50 ans à concevoir et à allaiter, nous avons l'explication de ces gastralgies, si habituelles chez elle, leur but et leurs traitements rationnels.

Activité de la Mère. — Sa Pléthore nerveuse

Il ne suffit pas à la mère de préparer de la lymphe et d'entasser des matériaux de toute espèce; il lui faut des bras ou des forces pour les disposer et les étager, pour bâtir et pour accomplir ces grandes fonctions.

Pour la seule musculation de l'utérus et les efforts si énergiques de l'enfantement, il lui faut beaucoup de fluide nerveux.

Il en faut pour le retour, pour démollir la chambre utérine si laborieusement construite.

Il en faudra longtemps pour le travail intérieur, moléculaire de la lactation.

Les bras, la poitrine auront à se développer pour porter l'enfant, — et tout le système musculaire dans l'assistance incessante à lui prêter.

Et pour surveiller cet être chéri, dans cette pensée continuelle, dans cette sollicitude inquiète, dans ces attentions sans nombre, dans l'exercice de cet amour passionné, la femme ne consomme-t-elle pas énormément de fluide nerveux? De ce fluide noble que l'artiste et le savant dépensent en travaux de l'intelligence.

Pour accomplir tous ces actes, elle accumule en dedans d'elle des quantités incroyables de fluide nerveux, qui vont jusqu'à la pléthore, à la surabondance, à la tension excessive et à des échappements irréguliers et vicieux.

Une partie de ce fluide descend dans le bassin et se transforme en douleurs de reins, des lombes, du sacrum, du pubis, des régions iliaques, ovariques, de la vessie, du rectum, de l'utérus, des plexus lombo-sacrés, qui nous illusionnent et font croire à toutes sortes d'affections organiques.

Une autre va dans les organes digestifs et soulève toutes les gastralgies.

Une autre dans le poumon, — et le cœur même, d'où tant d'étouffements.

Une autre monte à la tête et l'assiège de toutes les névralgies.

Une autre reste dans l'esprit et engendre ces peurs, ces mélancolies, ces exaltations, ces demi-folies, ces maladies noires, ces vésanies, ces névroses protéïques.

Ce fond nerveux est le pendant du fond lymphatique que nous avons constaté : l'un représente la masse des matériaux nécessaires à la construction, — l'autre l'activité pour les préparer, les mettre en ordre, édifier et élever l'enfant.

Sa Mobilité

Sa mobilité est constitutionnelle, matérielle et nerveuse. — Matérielle, elle tient à cette nécessité de se liquéfier et de couler tantôt dans sa matrice et tantôt dans ses seins, pour construire son enfant de ses propres matériaux ; — nerveuse, elle suit ses fonctions changeantes, progressivement ou soudainement contraires.

Voyez cette jeune fille si mignonne, si légère ! — Après 9 mois de mariage, elle est déformée, monstrueuse, lourde, presque infirme : — 3 mois ensuite, si elle ne nourrit pas, 12 si elle allaite, elle se refait mince et svelte. — Et pendant 20 ans elle peut ainsi grossir et se réduire alternativement.

Remarquez ses traits étirés et radieux, ses chloroses, ses masques, ses taches de grossesses et les retours de son teint si pur.

Sa composition intime n'est jamais la même : elle monte et descend sans cesse l'échelle de la richesse et de la pauvreté organique. Elle est toute de lymphe à la période embryonnaire, elle devient toute de sang à la maturité et déjà au milieu de sa grossesse. — A la délivrance, elle a hâte de s'en décharger d'une grande partie. — Elle est sujette aux hémorrhagies; elle survit avec des vaisseaux gorgés de sang, ou seulement avec de la sérosité dans les veines.

Son appétit tient du caprice : il se suspend pour lymphatiser ses tissus faits; il se suractive pour de nouveaux apports indispensables. — Elle rebute les meilleurs aliments, elle brasse les plus grossiers. — Elle ne surcharge pas ses intestins, mais passé l'estomac, elle retire tout ce qu'elle peut extraire : d'où ses constipations.

Sa mobilité musculaire n'est pas moins remarquable: indolente, paresseuse, couchée par économie de ses forces. — Aussitôt que son enfant bat le rappel, la voilà sur pieds pour tous ses besoins. La fatigue, les ouvrages les plus pénibles, les plus dégoûtants ne l'arrêtent pas. Elle lave, nettoie, court, culbute les obstacles, soulève des fardeaux, fait des prodiges de forces.

Elle a des paralysies menteuses et des

exagérations d'activité: parce que tantôt elle doit s'immobiliser comme une couveuse, tantôt courir comme une pourvoyeuse, pour chercher la pâture de ses petits.

Elle accumule son innervation de sensibilité et de sentiment, comme son sang, pour le dépenser à flots pressés ou épuisés. Suivant ses entraînements elle donne jusqu'à extinction.

Nunc in Risum, nunc in Lacrymas: Elle rit à son enfant pour l'agacer et lui répondre. — Elle pleure avec lui quand il souffre, quand il meurt! — Elle le perd, elle en refait un autre, elle recommence: le rire et le pleurer sont dans sa nature.

Son entrain, sa mélancolie, son exaltation, son affaissement, sa concentration, ses envies de sortir, ses changements d'humeur, tiennent au bonheur qui l'attire, au malheur qui la frappe si inopinément et si fréquemment.

Peureuse à l'excès, elle fait des traits d'héroïsme maternel.

Tantôt dans ses entrailles, dans ses organes digestifs, dans ses muscles; — et tantôt dans son cœur, elle donne sa lymphe, son sang, son âme; elle se donne tout entière à son enfant. — Comment avec de telles attractions, si promptes, si puissantes, si variées, si contraires ne serait-elle pas mobile ?

La jeune Fille. — Ses Chloroses.

La jeune fille diffère peu du petit garçon. Elle a aussi bon teint, aussi bon appétit et n'a pas plus que lui mal aux reins, mal au cœur, mal aux nerfs. Ce n'est qu'à la puberté qu'elle change : elle blanchit, pâlit, mange irrégulièrement, capricieusement. Elle commence ses maux d'estomac, ses dyspepsies, ses palpitations, ses langueurs. Elle boude à l'étude et souvent au travail physique ; tandis que l'adolescent redouble d'application pour ses grands travaux de l'esprit ou des muscles, c'est-à-dire des dures manœuvres.

Croyez-vous qu'à cet âge, de 18 à 30 ans, où l'homme s'avance dans la plénitude de ses forces, la femme perde les siennes ou rétrograde ?..... Elle en opère le *virement*, elle les rentre en dedans, au bénéfice de ses entrailles.

Elle tombe dans la chlorose qui n'est que la concentration de ses forces. C'est l'apprentissage de la jeune fille à devenir mère. C'est son rôle qu'elle répète.

Ses maux d'estomac sont pour préparer sa lymphe; — ses nausées, préludes de ses vomissements, pour exprimer de partout sa lymphe et mettre en circulation les molécules plus solides qu'elle charie. — Sa constipation est l'essai de cette aptitude qu'ont les couveuses, qui mangent à peine et l'éprouvent à un si haut degré, et les femelles des animaux qui ne laissent rien perdre de leurs aliments et pompent en dedans d'elles tous leurs sucs nourriciers pour leurs petits. — Elle a des gastralgies, des entéralgies parce qu'un élément nerveux se joint au travail extraordinaire de ses organes digestifs.

L'anémie chlorotique résulte de la réduction de ses tissus riches en tissus inférieurs, primitifs, plus lâches, qui conviennent mieux à l'enfance, à la formation de la cellule.

Dans ses palpitations, son cœur s'apprête à vivre et à faire vivre son corps avec le sang le plus pauvre, le plus rare, le plus aqueux, comme il aura besoin de le faire dans tant de circonstances malheureuses, dans les anémies spontanées exagérées, dans les hémorrhagies et les épuisements. — La chlorotique s'apprête à se suffire après le partage de sa substance, après le don fait à son enfant, de la meilleure partie d'elle-même dans ses grossesses et ses lactations consomptives.

Elle commence aussi à se faire son fond, cette surabondance de fluide nerveux, d'où s'échapperont tant de troubles du côté des viscères, des muscles ou de l'esprit. De là ses névropathies, ses névralgies, ses névroses, ses bizarreries, ses violences, etc.

La Grand-Mère

La grand-mère, affranchie des embarras de la première maternité, délivrée de ses leucorrhées, de ses maux d'estomac, de sa fièvre maternelle directe, — se consolide, se fortifie et fournit l'ouvrière et la femme supérieure.

Elle instruit, elle aide sa fille, elle contribue beaucoup à l'élevage des petits enfants.

Et elle ne puise pas son activité dans son utérus *qui s'est oblitéré*, mais dans son cœur qui reste toujours *vivace*.

La Femme stérile

L'élevage de l'enfant est une si grande charge pour la femme que ni la mère ni la grand-mère ne peuvent y suffire; aussi Dieu a-t-il créé une réserve immense de stériles, une sur six.

Ces stériles sont des suppléantes, pour remplacer tant de mères utérines qui succombent prématurément et font défaut à leurs enfants, — à en aider tant d'autres qui sont insuffisantes.

Dieu a les plus grands ménagements pour elles; il ne les affiche pas, ne les disgrâcie pas, il n'éloigne pas d'elles; au contraire, elles sont bien souvent mieux dotées. Elles ne s'en doutent pas, et personne ne les soupçonne.

Pour plus d'illusion, il établit entre elles et les fécondes la classe des dysgénésiques, celles qui, à côté d'elles, ne conçoivent qu'une fois ou deux après 5, 10, 15 et 25 ans du même mariage.

Quand la stérilité se prononce, la femme se fortifie, — c'est ce qui m'a fait envisager la stérilité comme *une force réservée dans un autre sens, dans un autre but.*

Les médecins ne pensent pas ainsi; et ils attribuent la stérilité « à un gonflement inté-
» rieur du col; — à la coarctation du canal
» cervical: — à des brides, à des adhérences,
» à des occlusions de ce canal; — à l'allon-

» gement hypertrophique du col ou au rétré-
» cissement de son canal par compression de
» ses parois ; — à des ulcérations ; — à des
» granulations ; — aux engorgements quelcon-
» ques, comprimant, fermant plus ou moins
» le canal ; — à l'inflammation chronique du
» col ; — à l'endométrite ; — à la glaire utérine,
» visqueuse, épaisse, adhérente, pseudo-mem-
» braneuse, peut-être purulente et constituant
» un bouchon, une barrière infranchissable,
» ou un milieu fâcheux qui tue ou intercepte
» les spermatozoaires ; à des situations vicieu-
» ses, trop haute, trop basse, déviée à droite,
» à gauche, en avant ou en arrière, — à la fai-
» blesse générale ; — au lymphatisme ; — aux
« leucorrhées trop abondantes, — etc., etc. »

Mais, c'est là une erreur ; il n'y a pas de différence entre les stériles et les dysgénésiques, — et entre celles-ci et les fécondes. — Donc les trois catégories sont semblables entre elles.

Il n'y a que quelques exceptions organiques très-rares : absence d'utérus ou de son col ou impertoration ou bien obstruction manifeste.

Toutes les fois que la matrice aboutit à peu près à sa place, qu'elle est perforée et traversée par la glaire séminifère telle que nous l'avons découverte ou comprise, la fécondation est possible; et lorsqu'elle n'a pas lieu, c'est pour nous un mystère, un inconnu contre lequel nous n'avons rien à oser.

Les Religieuses

Les femmes stériles de la nature ne suffisent pas encore à renforcer les mères et les grand-mères pour l'élevage des enfants, tant c'est une œuvre colossale, et dans la société il se rencontre immensément de sœurs, de tantes, de parentes, d'amies dévouées qui renoncent à être mères pour leur compte, et qui se font mères adoptives ou suppléantes, ou adjuvantes.

Semblablement, sans préférenee directe, il y a une phalange de femmes, de vierges inspirées des sentiments les plus compatissants, les plus généreux qui se dévouent pour le bien général, pour l'assistance quelconque, celle des enfants particulièrement, et qui font des mères communes.

Ces femmes sont bien de chair et d'os comme les autres, éprouvent bien les mêmes indispositions, des maux d'estomac, des douleurs de reins, des névralgies pelviennes, des leucorrhées, des palpitations. Les spécialistes ont bien voulu les englober dans leur système et les traiter comme les femmes du monde; mais elles ont répondu *non possumus,* nous ne pouvons croire que nos indispositions viennent de-là. Elles ont viré leurs forces qui tendaient vers leurs entrailles, à des travaux plus nobles et plus austères, et le spéculum s'est brisé à la porte des couvents.

Toute dans le Cœur

Si nous considérons que l'utérus chez la mère n'a qu'une existence temporaire d'une vingtaine d'années; — que chez la grand-mère il s'oblitère déjà, autour de 45 ans, alors qu'elle est en pleine vigueur; — qu'il n'a qu'une existence latente chez la femme stérile de la nature; — qu'il est encore plus comprimé chez la femme volontairement stérile de la société, chez la religieuse, chez la tante et la sœur dévouées: — Nous arriverons à cette conclusion que l'aphorisme de Van-Helmont, qui a fanatisé la plupart des médecins, *Mulier tota in utero,* est une exagération malheureuse, une injustice des plus grandes commises contre la femme et dont il importait de faire le procès.

Au contraire si nous tenons compte des immenses services, des élans de la femme, de son affection, de son dévouement et de sa passion pour l'enfant, toute sa vie durant; qu'elle soit mère utérine ou adoptive : nous serons plus autorisés à placer son principal mobile dans *le cœur*, siége accrédité des meilleurs sentiments, le cœur qui doit en effet, nous mettre au niveau de toutes les occasions de la vie et qui n'est pas temporaire, lui, qui est le dernier mourant de nos organes, comme l'a proclamé le grand Haller, *l'ultimum moriens !*

La part de l'état général

Tous les symptômes attribués aux maladies nouvelles de l'utérus, que nous avons relevés dans les auteurs et guillemetés appartiennent à l'état général.

Les cachexies, la chlorose, la pâleur, l'anémie, les leucorrhées sont liées à la transformation des éléments supérieurs de la femme en éléments inférieurs, en humeurs, en chairs de fœtus. La femme n'improvise pas ces liquides, ces tissus lactescents ; elle subit une préparation à cet effet. Les malaises qui les accompagnent sont physiologiques.

Les symptômes nerveux sont des échappements de sa pléthore nerveuse, de la grande quantité de fluide nerveux que la jeune femme accumule en dedans d'elle.

Et la plupart de ces troubles ont un but, un lien qui les relie à la maternité, comme nous l'avons expliqué : — la nutrition de l'enfant et son élevage.

La part de l'Utérus

Rien de changé aux maladies historiques, bien accréditées, telles que les squirrhes, les tumeurs, les polypes, les chutes, les hémorrhagies, etc.

Mais toutes ces maladies récentes, érosions, ulcérations, granulations, hypertrophies communes, légers abaissements, légères déviations, béance du col, catarrhes utérins, etc., — ne soulèvent pas les symptômes qu'on leur a prêtés. Ils ne leur appartiennent pas. Ces lésions bénignes, vénielles, ces imperfections ne dérogent pas à la règle, à la santé commune. Elles ne font pas sortir l'organe de son état physiologique. Elles sont excessivement fréquentes, habituelles à un grand nombre, elles n'empêchent pas les fonctions, —et elles ne méritent pas les traitements locaux, excessifs, qu'on a mis à la mode à leur sujet.

Traitement

Je laisse toute l'activité, toute l'étendue des traitements acquis et imaginables pour les maladies *réelles* de l'utérus; comme la plus grande liberté d'exploration, au toucher, à la vue et aux instruments quelconques.

J'accorde quelque chose aux lésions nouvelles et bénignes d'un degré plus élevé, qui menacent de tomber dans l'état pathologique : grandes ulcérations, hypertrophies exceptionnelles, déviations, abaissements marqués.

Mais pour les lésions vénielles dont j'ai démontré le peu d'importance, l'inanité et le défaut de correspondance avec les symptômes qu'on leur a attribués, — lésions légères, dont, de l'aveu même des gynécologistes, « la présence est la règle et l'absence l'exception », — qui n'empêchent ni les fonctions locales ni la santé générale; — qui ne font pas sortir l'utérus de son état physiologique, je demande ma grande réforme : Renonciation à ces traitements locaux qui ne sont pas nécessaires, égards, respect, pudeur!

Les cautérisations sont vaines; elles aident bien quelques ulcérations, quelques granulations à disparaître; mais elles ont beaucoup de peine à conduire à des cicatrisations définitives.

Tout brûlé qu'il est, le col n'empêche pas la femme d'agir, de remplir toutes ses fonctions et même la grossesse de persister, — tant il est peu sensible et peu important.

La glaire utérine, plus ou moins grosse, calibrée sur le volume du col et la béance de sa bouche, est naturelle, à son émergence du moins et tant qu'elle est claire. Elle est l'intermédiaire de la fécondation, le véhicule de la semence et il faut la respecter. Par conséquent, plus d'étirements, de curages, de raclages, de cautérisations profondes, de trochisques, de tentatives de destruction de cette frange précieuse.

Une certaine hypertrophie du col au temps de la jeunesse est physiologique; donc on n'opérera que celles qui sont tout-à-fait exceptionnelles.

La matrice n'est pas absolument fixe dans sa situation; on lui passera quelques écarts, déviations, abaissements de quelques millimètres. La glaire utérine, flexible, aux détours faciles, est là pour corriger ces défectuosités et rétablir quand même la communication avec le réceptacle de l'utérus.

On n'en viendra aux pessaires et aux redresseurs que dans des cas très-accusés.

On ne commettra pas la faute d'intervenir entre les époux et d'interdire les rapports; ces lésions vénielles, ces bouderies, ces douleurs anormales n'empêchant pas la fécondation.

On ne cherchera pas dans l'utérus, le spéculum à la main, le point de départ et le traitement des cachexies et des névroses que nous avons énumérées : chloroses, anémies, leuchorrhées, névralgies pelviennes, névralgies céphaliques, bizarreries ou modifications de l'esprit. — La plupart de ces troubles sont liés à la maternité, à la nutrition du fœtus, à l'élevage de l'enfant, qui est extrêmement prolongé.

Dans nos soupçons sur l'utérus, le toucher suffira 90 fois sur 100 à nos examens.

Le spéculum devra être réservé pour les cas rares à explorer et à opérer; — et pour les vénériennes.

Toutes les fois que la femme est bien conformée, munie de son utérus et de son col, qu'il est perforé et son fond relié à la cavité vaginale par la glaire séminifère, la fécondation n'est pas impossible. Nous devons exhorter ces ménages sans progéniture à l'attente ou à la résignation, leur ouvrir de nouveaux horizons et respecter *les stériles*, qui sont une réserve de Dieu pour l'élevage des enfants.

LA VÉRITÉ

SUR

LES MALADIES DE L'UTÉRUS

ET

LA PHYSIOLOGIE MÉDICALE

DE LA FEMME

État Secondaire de l'Utérus

Depuis 40 ans, l'utérus et son col ont été présentés dans la science comme très-altérables et doués de grandes sympathies et de grandes réactions dans l'organisme. Il s'est établi sur cette opinion une nouvelle doctrine dans laquelle les maladies de cet organe seraient infiniment plus communes qu'autrefois et les traitements locaux sont devenus d'une application extraordinairement fréquente.

L'utérus mérite-t-il bien cette importance, cette manière de voir et de faire est-elle fondée? Telle est la question que je me propose de traiter devant le corps médical.

Mes études m'ont conduit à considérer la matrice comme un vase, un réceptacle, une annexe et non pas un organe principal. Ses fonctions peuvent rester et restent effectivement inexercées chez considérablement de personnes sans dérogations aux attributs de leur sexe. Loin de la regarder suivant certains auteurs, comme un être emboîté dans un autre et qui le mène, comme une sorte de bête avec ses instincts et ses exigences irrésistibles, elle n'est pour moi qu'un organe secondaire et temporaire, un instrument, le dirai-je, une servante.

Elle diffère peu anatomiquement chez l'enfant, la grand-mère ou la jeune femme. A la création il a bien fallu la fabriquer et la placer quelque part à l'intérieur du corps; mais elle n'est pas nécessaire toute la durée de la vie : elle reste en réserve la plus grande partie du temps; elle n'a bien d'activité que pendant une vingtaine d'années. Et cette activité elle ne la tire pas d'elle-même, mais des foyers de la vie, d'une impulsion particulière pendant une certaine période.

Quoi qu'on en dise, la femme n'est donc pas tout ce qu'elle est « à cause de cet organe seulement », puisqu'il manque quelquefois, puisqu'il est chez elle à l'état somnolent et rudimentaire la plus grande partie de son existence. Nous aurons donc à chercher ailleurs le principal mobile de ce qu'elle est toute sa vie dans un organe plus puissant et plus durable.

L'Hyperbole de Van Helmont

Lorsque Van Helmont composa son aphorisme, *Mulier est quod est tantum propter uterum*, il fit une figure de rhétorique; il mit le tout sur la partie, pour en faire ressortir l'importance. — Déjà Démocrite et Hippocrate avaient accusé l'utérus d'être l'auteur de mille maux, *Sexcentarum œrumnarum, innumerarumque calamitatum authorem esse uterum.*

Mais ces maîtres et les générations qui les avaient suivis ne s'étaient pas trop émus de ces exagérations de langage, et surtout ils n'avaient pas poussé la logique jusqu'à instituer des traitements conformément à ces amplifications, à ces manières de parler. — Tandis que les modernes, à force de répéter que la femme est toute dans l'utérus, *Mulier tota in utero*, semblent avoir pris ces aphorismes à la lettre. Beaucoup y croient, naïvement, sans en approfondir le sens, et presque toute la Gynécologie actuelle roule sur ces deux pôles : Examens de l'utérus et opérations à y faire, topiques à y porter.

Il est grandement temps de réduire à leur valeur ces hyperboles étranges : charmantes dans des leçons animées, dans des discours passionnés sur le rôle de l'utérus chez la femme, elles sont blâmables dans le sens propre et aussi inconvenantes qu'insoutenables dans l'application.

Vulgarisation du Spéculum

Mais ce qui a contribué le plus à cette mode de traiter les maladies des femmes chirurgicalement, c'est la vulgarisation du spéculum.

C'était bien un instrument connu des anciens, mais il était relégué dans l'arsenal des collections, comme une curiosité, comme une de ces ressources auxquelles on se rend pour les cas insolites. Heister, dans ses planches et dans sa vieille chirurgie, le représente comme réservé à explorer des lésions rares, et à protéger les parois vaginales dans quelques opérations telles que les imperforations du vagin ou de l'utérus, l'extirpation de carnosités, de fics, de végétations, de polypes, de corps fibreux, etc.

Au contraire, à présent, il est entre les mains de tous les médecins et des sages-femmes; et les étudiants d'aujourd'hui se le procurent avant la Lancette classique d'autrefois.

Il s'est trouvé lancé par un homme honnête et pieux qui ne se doutait pas de la vogue qu'il atteindrait bientôt et de la subversion qu'il occasionnerait dans la médecine du sexe.

C'est Récamier qui l'inventa, ou le restaura en 1818 pour attaquer par le nitrate de de mercure un fungus de la matrice.

Il l'avait conçu, comme Heister l'expose lui-même, pour protéger et écarter les parois vaginales; mais il fut émerveillé de tout ce qu'il put éclairer avec son miroir; il était enthousiaste et il en parla beaucoup. Il convia à l'Hôtel-Dieu Dupuytren, Chaussier, Désormeaux, Husson, Cayol, tous les maîtres de l'époque, qui furent frappés de la facilité avec laquelle on entrevoyait le col, et de la manière dont les parois attenantes étaient protégées. Ces spectateurs d'élite applaudirent, et la presse retentit fortement et longuement de cette découverte.

Bien que le squirrhe soit une affection trop-fréquente en raison de sa cruauté, les occasions de le rechercher et de le traiter, comme venait de le faire Récamier avec tant d'éclat, ne furent bientôt plus suffisantes pour la curiosité des médecins; mais tous voulurent au moins se donner le spectacle de voir le col au fond de la cachette où la nature l'a placé; et les explorations utérines prirent des proportions démesurées.

Remarques anatomiques

Le col de l'utérus était peu connu sur le vivant. Dans les ouvrages d'anatomie, où on avait pris pour type l'exemple le plus parfait, il était décrit comme un cône de deux à trois centimètres de longneur, revêtu d'une membrane lisse et rosée, à base continue avec le reste de l'organe, à sommet libre et flottant, et à orifice transversal fermé par des lèvres ouvertes en museau de tanche.

C'était là l'étalon de la science; mais en l'examinant chez un très-grand nombre de personnes, il se trouva qu'il s'écartait souvent de ce type, et on prit tous ces écarts, de forme, de volume, de direction, de situation, d'enveloppe, d'ouverture, comme autant de maladies. On adapta sur ces petites lésions les symptômes vagues qui flottent en si grand nombre dans l'organisation si mobile de la femme, et on créa sous le nom de Gynécologie, une branche nouvelle de la Médecine, échafaudée sur cette base; sur la partie accessible de l'utérus, sur le col, qu'on représenta comme doué de réactions et de sympathies merveilleuses.

Je ne répèterai pas ce qui a été dit sur l'anatomie si minutieusement et si fréquemment refaite du col; je me bornerai à faire remarquer que les nerfs qui y arrivent sont bien ténus, bien difficiles à suivre, et qu'ils sont de l'ordre de la vie organique; les nerfs rachidiens s'arrêtant aux derniers anneaux de la base du col.

Sa structure est analogue à celle du tissu propre de l'organe : c'est un feutrage de fibres musculaires rudimentaires, mais moins serré qu'au corps.

Il entre dans la composition de ce tampon une forte proportion de tissu cellulaire; mais tendre, lâche, très-susceptible de s'infiltrer, — puis graduellement de s'engorger et de s'hypertrophier ensuite. Ce tissu cellulaire cotonneux, de rembourrage, insignifiant, joue un très-grand rôle dans les modifications de volume et de forme de cet organe.

On ne suit pas plus à cette extrémité les artères et les veines qu'on n'y suit les nerfs : la vascularité y est constituée par un lacis de capillaires, par des cellules endosmotiques, par un tissu spongieux qui prête aux congestions, aux exsudations sanguines et aux apparences inflammatoires.

La membrane muqueuse qui enveloppe le cône à sa base est de la nature de celle de la vulve, assez résistante; — celle du sommet, celle qui entre dans le canal du col, est très-mince, une toile d'araignée, à peine si elle existe. Elle est plutôt de la nature de celle de la cavité utérine que de celle de la cavité vaginale. C'est sur le bord des lèvres du museau de tanche qu'elle se transforme en muqueuse plus profonde. Cet amincissement et cette métamorphose, avec les intumescences incessantes du col et une foule d'influences expliquent son aspect si souvent chagriné, granulé ou ulcéré.

Remarques physiologiques

Chose paradoxale! on s'est assuré par le doigt, par la sonde, par les instruments piquants et tranchants, par les caustiques, par le fer rouge que le col n'est pas ou presque pas sensible; — ce qui s'explique par sa structure en grande partie cellulaire et sans nerfs ou à peine; — et on s'est obstiné à lui prêter une susceptibilité phénoménale.

Cependant il y a des chirurgiens qui l'amputent, qui le suppriment, et cela sans inconvénients. — Il disparaît dans les derniers temps de la grossesse et au moment de l'accouchement. — Quelques femmes en sont totalement dépourvues. — Chez les enfants il n'est pas éveillé, il n'est pas développé, épanoui, c'est un bouton fermé, — et chez les grand'mères il dort une trentaine d'années.

Son rôle ne serait-il pas de servir humblement de portier, de bouchon, de fermeture de l'orifice utérin; de tampon, de plastron contre les percussions, les dangers, les blessures qui menacent l'utérus dont il est une armature; — de corps isolant, neutralisant; — de goulot pour ralentir la sortie et l'entrée des liquides impétueux ou irritants qui y affluent?

Enfin on a regardé comme maladive la glaire qui pend du col; mais cette glaire est toute physiologique; c'est un obturateur mou, pour fermer l'entrée de la cavité utérine; — et surtout un moyen de communication de la chambre profonde avec l'extérieur. — Cette frange traînante est un mucus vivant ou élémentaire que peut traverser *l'aura séminalis*, où le germe peut se fixer et par lui adhérer. — C'est un véhicule qui peut le porter, une échelle à l'aide de laquelle il peut remonter jusqu'au réceptable utérin où il se développera. — Cette frange est un des agents les plus précieux de la fécondation.

Cette glaire cristalline, admirable est intentionnelle de la part de la nature féconde qui veut des générations envers et contre tout. Elle est dans le but d'assurer les conceptions; souple, ductile, tenace et collante, elle se laisse refouler et étirer. Elle descend plus ou moins bas, elle adhère aux organes entre lesquels elle établit une communication intime. Elle prévient les écarts de la semence qu'elle ramène de très-loin. Elle est comme la la glue des pistils de certaines fleurs, qui happent et conduisent le pollen aux ovaires après de longs trajets. Elle facilite tellement les conceptions qu'elle réalise de temps en temps celles qu'on croyait avoir évitées. Elle est l'agent mystérieux de celles qui s'opèrent extraordinairement à fleur des organes, et sur lesquelles deux professeurs de la Faculté, MM. Pajot et Lorrain, viennent de nouveau d'appeler l'attention, avec observations, détails et conseils.

Et c'est contre cette glaire que les chirurgiens s'acharnent le plus, la tirant, l'arrachant, la brûlant profondément, faisant des efforts inouïs pour en tarir la source!

Les leucorrhées, auxquelles les gynécologues font jouer un si grand rôle dans les maladies de l'utérus, ont été attribuées aux petites lésions du col..... Mais plus loin nous remonterons à leur origine et nous aurons un chapitre à ce sujet.

Division des Maladies de l'Utérus

Nous diviserons les maladies de l'utérus en maladies anciennes et récentes.

MALADIES ANCIENNES

Les maladies anciennes de l'utérus sont des maladies positives, bien accréditées, bien établies dans la science et vérifiées chaque année par les médecins de chaque génération.

Elles sont claires, précises, saisissables pour tous; les savants et les plus simples les admettent sans effort et les constatent dans les amphithéâtres et dans leur pratique, suivant les descriptions qui en ont été faites par les Maîtres. Elles ont des caractères bien accentués et des symptômes tranchés, pathognomoniques qui varient peu.

Ces maladies positives comprennent : — les squirrhes, les dégénérescences, les cancers; — les corps fibreux, les tumeurs, — les polypes, -- les renversements, — les chutes, — les déviations complètes ou très-marquées de l'utérus, — les troubles fonctionnels de cet organe, — les hémorrhagies, les irrégularités menstruelles, — les suites de couches et de fausses couches, — les inflammations, — les phlegmons, les abcès, — les kystes, les hématocèles. — les hydropisies.

— Les plaies, les déchirures, — les ruptures; — tous les accidents qui peuvent atteindre la matrice, — les anomalies, les absences, les imperforations, tous les vices de conformations dont elle peut être affectée.

MALADIES RÉCENTES

Les maladies récentes sont ces affections que le spéculum a fait découvrir sur la partie accessible de l'utérus et qui sans étude suffisante, avant qu'on ait bien pu s'en rendre compte, sont tout d'un coup passées dans la pratique comme des faits accomplis et jugés. L'engouement des médecins et du monde pour cette nouveauté a été tel que les plus sceptiques et les plus réservés ont été d'emblée réduits au silence devant ces interprétations et ces manières de faire, qui ne laissèrent pas de répugner à un certain nombre à beaucoup d'égards. On peut dire que ces maladies récentes ont eu pour elles aussitôt une sorte de suffrage universel; mais on commence aussi à en distinguer les côtés défectueux, le doute a germé en bien des endroits et la discussion sur ces points est du moins admise par les meilleurs esprits.

Maladies des Annexes

On pourrait ajouter à cette énumération les maladies des Annexes : — Les affections des ligaments larges, — des trompes, — des ovaires ; — celles qui résultent du fonctionnement de l'utérus ; — les fistules vesico-vaginales elles-mêmes ; — les maladies du vagin ; les maladies contagieuses, syphilitiques ; — celles des courtisanes et des femmes du demimonde.....

Mais je n'ai pas l'intention de toucher aux maladies anciennes ou historiques ; je n'ai en vue que les maladies nouvelles ou romantiques de ce dernier quart de siècle qui, malgré leur vogue, n'ont pas pu prendre encore droit de cité, de vérités acquises dans nos classiques.

Lésions récentes du Col de l'Utérus

Les lésions récentes du col de l'utérus (ou ses imperfections, ses irrégularités), que le spéculum et le toucher minutieux ont fait découvrir et rendues vulgaires, tant elles sont connues, peuvent être rattachées à des modifications de surface, de volume, de forme, de direction, de situation et de sécrétion.

Je laisse toujours, et avec intention, les altérations profondes de tissus, les squirrhes, les polypes, les corps fibreux, les renversements, les chutes et les métrites franches, *bien en dehors.*

1° Parmi les altérations de surface, se rencontrent les entamures superficielles de la muqueuse : toutes les atteintes de cette membrane si délicate qui enveloppe le col et qui lui font perdre son poli, son satiné parfait et sa couleur rosée.

Au premier rang se placent les ulcérations qui ont extraordinairement frappé les médecins modernes. Ces ulcérations se présentent sous des formes trés-variées, tantôt régulières, tantôt irrégulières, en points, en plaques, en zones, arrondies ou échancrées ou serpigineuses. Elles succèdent à des pustules, à des vésicules ou à des herpès. Elles sont superficielles, comme des érosions, des excoriations, ou mordant plus profondément, elles apparaissent en petits ulcères bien établis. Elles sont de la dimension d'une lentille, d'une pièce de cinquante centimes ou d'un franc; ou bien elles envahissent tout le plateau du col et se prolongent à perte de vue jusque dans le canal utérin. Leur aspect est rouge très-animé ou pâle et indolent. Elles résistent ou elles saignent spontanément ou aux moindres contacts.

Au deuxième rang viennent les granulations, qui consistent dans de petites élevures de la grosseur de grains de millet ou de chenevis. On les découvre surtout au pourtour de l'orifice du col, et lorsqu'on écarte cet orifice avec les valves du spéculum. On les voit s'étendre dans l'infundibulum tant qu'on peut les suivre. Leur aspect est d'un rouge vif; et pour peu qu'on y porte le doigt, la sonde, un stylet, un instrument, elles saignent comme les bourgeons charnus d'une plaie tendre. Elles ressemblent à de la chair sans enveloppe, sans peau, sans épiderme, sans muqueuse contentive. Elles résultent aussi de follicules tuméfiés et éclatés qui sont disséminés à la surface du col.

Ces lésions marchent avec un état tout-à-fait indolent du col qui n'en a pas l'air le moins du monde affecté. D'autrefois il est gonflé, turgide, congestionné, plus rouge, plus chaud; il paraît enflammé. C'est cet état que les auteurs récents ont décrit sous le nom d'inflammation du col et de métrite chronique.

Ces gonflements et ces congestions se répétant souvent, d'une manière active ou passive, conduisent à des engorgements que les gynécologues recherchent aussi de prédilection. Tantôt ils sont œdémateux, fongueux, mollasses, résultat d'une espèce d'infiltration; tantôt ils sont fermes, durs, organisés et constituent des sortes d'hypertrophies. Dans le premier cas ils sont produits par du tissu cellulaire tendre qui se développe, se résout et disparaît facilement. Dans le deuxième, le tissu cellulaire est plus riche, plus tassé, entremêlé de fibres musculaires plus accentuées et ce gonflement est un prolongement de la base du col et un peu du tissu propre de la matrice. Cet engorgement prend des formes globuleuses ou allongées.

MM. Bernutz et Goupil, qui s'en sont beaucoup occupés, donnent aux cols physiologiques des diamètres de 22 à 30 millimètres, et font commencer l'engorgement pathologique au-dessus de ces dimensions.

3° La direction au lieu d'être régulièrement oblique de haut en bas et d'avant en arrière se dévie dans un sens ou dans un autre et amène de l'antéversion ou de la rétroversion. Il peut arriver que la déviation se fasse de côté, ou que l'organe se courbe et se renverse plus ou moins complètement.

4° La hauteur de l'utérus n'est pas non plus mathématique : M. Dubois donnait à la distance du col à l'orifice vaginal 10 à 12 centimètres ; M. Richet en donne 10, Aran 7, et MM. Bernutz et Goupil 6 seulement. D'où il faudrait inférer qu'il y a abaissement toutes les fois que cette distance n'est plus qu'à 50 millimètres.

L'ouverture du col stupéfie et exalte les spécialistes : Lorsqu'au lieu d'une bouche discrètement fermée ou en orifice circulaire étroit, l'utérus s'ouvre largement et irrégulièrement par un grand infundibulum ou par un trou anfractueux, aux lèvres proéminentes, tuméfiées, déformées, échancrées; ils tiennent grand compte de cette forme et ils supposent que le canal du col doit être bien malade, bien altéré..... quoiqu'en définitive l'orifice profond, utérin soit assez resserré et qu'il ferme et qu'il entr'ouvre l'utérus suffisamment, à la manière des sphincters ou des canaux intérieurs.

5° La fermeté du col est aussi tâtée et appréciée avec un soin méticuleux : lorsqu'il est ferme et développé, c'est de l'hypertrophie organisée ; lorsqu'il est mou, que le doigt le déprime, que le pinceau s'y enfonce, c'est de l'infiltration, de l'engorgement atonique.

6° Enfin les sécrétions si variables, si excessives, si altérables de l'utérus et de ses annexes sont longuement et très-curieusement interrogées : Ces humeurs louches, leucorrhéïques, partie physiologiques, partie pathologiques, incomprises ou confusément interprétées, servent de prétextes à des traitements locaux sur lesquels il sera bon de faire arriver un rayon de lumière.

Raisons des Lésions récentes.

On a cherché des raisons extraordinaires pour expliquer les lésions récentes du col de l'utérus et on n'a pas fait attention aux raisons simples et naturelles qui sont assez nombreuses et suffisantes pour s'en rendre compte.

Ainsi la délicatesse de la muqueuse du col et sa fragilité devaient faire pressentir son altérabilité : Il y a tant de moments où cette membrane est forcée, distendue, froissée, déchirée, corrodée ! Et sur le bourrelet, à l'infundibulum, là où elle va commencer à se transformer, où elle va disparaître, où les anatomistes vont la contester, où elle va aboutir en définitive à une séreuse, elle se rompt, elle se détruit si incessamment qu'elle n'a pas le temps de se reconstituer, qu'elle laisse le plus souvent à nu les chairs qu'elle doit envelopper : De là de prédilection dans ces parages ces rougeurs, ces aspects saignants, dépouillés, ces entamures, ces excoriations, ces ulcérations, ces granulations, ces chairs mal contenues qui végètent, qui bourgeonnent sans pouvoir réaliser leur enveloppe lisse et rosée de perfection.

Les humidités qui baignent le col peuvent se trancher, se vicier et l'irriter. Quand on songe à toutes les sécrétions qui l'environnent, à toutes les humeurs, sang, flueurs blanches, lochies, etc. qui s'y égouttent, à toutes les impuretés qui y sont apportées, et à toutes les corruptions dont ces liquides sont susceptibles, on ne doit pas être surpris devant ces corrosions fréquentes.

Il n'y a pas à s'étonner qu'au milieu de tant de ferments, tant d'acretés il y vienne des boutons, des phlyctènes ou des vésicules. Quoi ! les sucs des fruits les plus doux, cerises, pêches, raisins, ou sur la pellicule desquels aurait rampé une chenille, une araignée ou une punaise, soulèveraient sans conteste l'épithélium le plus parfait, le plus fort, le mieux organisé, celui de nos lèvres, par toute espèce d'herpès, et les sécrétions les plus échauffées, les plus mordantes n'auraient pas le droit d'entamer une membrane débile qui existe à peine ?

Les intumescences du col, ses congestions, ses épanouissements qui se répètent tous les mois, tous les jours, à chaque instant peuvent bien faire éclater une enveloppe si mince et si peu contentive.

Et les frottements, les chocs, les percussions, les fonctions simples ou passionnées ne peuvent-elles pas déterminer de petites blessures, trop impatiemment déchirées de nouveau, avant d'avoir pu se cicatriser solidement ? Il suffit d'attirer la pensée sur ces choses sans les délayer.

Ajoutez à ces causes la prédisposition des cachexies, le lymphatisme, la chlorose, l'anémie dans lesquelles la femme retombe si souvent, qui la ramollissent de partout et qui attendrissent cette région encore davantage. N'omettez pas l'herpétisme, les scrophulides, les syphilides, le scorbutisme et toutes les viciations et les altérabilités constitutionnelles qui ne l'épargnent pas.

Pour les variations de situation et de direction il faut considérer la position instable de de l'utérus, en équilibre sur une corde qui ne saurait toujours être raide, dans un ligament flottant qui ne saurait être exactement tendu : un flocon de tissu cellulaire qui vient à se fondre peut le relâcher ; un autre qui s'y développe y fait l'office d'un coin tenseur et le remonte. Les changements de poids et de volume de la poire utérine ont aussi leur influence.

La tonicité et la vitalité qui varient si souvent, procurant de la raideur ou du relâchement, expliquent ces déviations et ces abaissements millimétriques qu'on recherche avec trop de minuties, quand ils ne touchent pas à des renversements ou à des chutes consirables.

Les troubles des sécrétions accompagnent ou déterminent les petites lésions du col de l'utérus plus souvent qu'ils n'en proviennent.

La mollesse, la flaccidité du col, le relâchement, la béance de son orifice, qui alors admet largement le doigt au toucher, se rencontrent à la suite des pertes prolongées, des hémorrhaghies, des maladies spoliatives et coïncident avec l'atonie générale, l'appauvrissement de la constitution et ce *Laxum* qui est si souvent le propre de la femme.

L'hypertrophie se fabrique particulièrement au moyen du tissu cellulaire qui joue un grand rôle au col ; s'infiltrant, s'engorgeant, s'organisant en une espèce de chair avec les rares éléments constitutifs du tissu propre. Tantôt cette hypertrophie est régulière et continue le cône, sous forme d'allongement, tantôt elle se façonne en boule, en sphère, en champignon. D'autrefois elle porte plus sur une lèvre que sur l'autre, de préférence sur l'antérieure, sur un bord, sur une languette et présente un goulot singulier et anfractueux. Ces engorgements très-rebelles, tant que durent quelquefois les fonctions actives de ces régions, se résolvent et se nivellent à la longue, comme ils sont venus, en fondant et en résorbant le tissu cellulaire qui s'y était accumulé.

On s'est beaucoup effrayé de l'hypertrophie du col chez les jeunes femmes; mais comme dans les peurs, sans clairvoyance et sans raisonnement. Sans doute, elle est quelquefois maladive, cette hypertrophie; mais elle est aussi, et plus souvent, physiologique, puisqu'elle se rencontre à différents degrés chez l'immense majorité. Elle est en rapport avec les usages du col que nous avons découverts et dont c'est le moment, *nunc, nunc :* pendant l'enfance et la vieillesse, où la matrice sommeille et n'a pas besoin de protections, le col est un tout petit cône, rudimentaire en quelque sorte, un bourgeon, un bouton fermé. — Au contraire, au temps de la jeunesse, ou de la floraison, de son grand fonctionnement, il se développe, il grandit, il grossit à l'œuvre pour mieux remplir ses bons offices. — Le tampon qu'il forme devient plus rembourré, le plastron qu'il présente plus épais, l'armature qu'il prête plus solide, le corps isolant qu'il fournit plus volumineux, le bouchon qu'il constitue plus renforcé, le portier qu'il représente mieux établi.

Par ces changements, le canal qui aboutit au réceptacle est plus allongé, le centre utérin si précieux, est plus distancé, plus abrité. Avec ce goulot aux lèvres hypertrophiées (comparativement à l'âge neutre), l'entrée et la sortie des liquides se trouvent modérées et ralenties.

Et témoignage qu'il en est ainsi, et que ces gros cols ne sont pas si malades qu'on le prétend, c'est qu'ils font aussi bien leur fonctions que les plus petits et les mieux tournés.

Symptômes attribués aux Maladies nouvelles de l'Utérus

SYMPTÔMES LOCAUX

Avec ces lésions il semblait rationnel de s'attendre à du malaise, à des troubles, à quelque chose de direct, à l'endroit ou tout auprès du mal?..... Eh bien interrogez les auteurs et les praticiens lancés dans cette voie, depuis l'inventeur du spéculum jusqu'à ce jour; Récamier, Lisfranc, Chomel, Aran, Bennet, Becquerel, Valleix, MM. Bernutz et Goupil, Nonat, Huguier, Simpson, Gallard, etc., etc., jusqu'aux spécialistes actuels? Tous répondent :

« Que ces maladies ne s'accompagnent
» pas toujours de douleur locale.

» Il est rare, répètent-ils, que les malades
» accusent de la douleur derrière le pubis,
» au niveau du col malade.

» C'est ce qui fait que bien des fois le mal
» reste ignoré de la femme qui en est atteinte
» et souvent du médecin même qui la consulte.

» Pour avertir qu'il y a un point de leur
» économie qui n'est pas à l'état normal, il
» faut les phénomènes sympathiques.

» La douleur, lorqu'il en existe, se fait sen-
» tir à une grande distance du siége anato-
» mique de l'altération morbide, dans des
» régions, dans des organes qui sont parfai-
» tement sains.

» Souvent des affections fort étendues du
» col utérin peuvent exister pendant long-
» temps, pendant des années, sans détermi-
» ner de douleur, et sans donner lieu à aucun
» symptôme local.

» La douleur se trouve quelquefois dans
» le point enflammé. — Le plus fréquemment
» elle manque au siége même de l'inflamma-
» tion et elle ne se montre que dans des sié-
» ges secondaires.

» Dans les cas d'inflammation du col (pro-
» clament toujours ces auteurs), le siége le
» plus habituel de la douleur se trouve dans
» les lombes, au sacrum, dans les régions
» ovariques, particulièrement à gauche, —
» à l'hypogastre, dans les aines, dans les
» hanches, — et dans les reins. Tous à l'unis-
» son insistent sur les douleurs de reins, c'est
» leur symptôme pathognomonique.

» Ils décrivent avec complaisance la mobi-
» lité de cette douleur, la variabilité de son

» intensité, de sa durée, ils la suivent dans
» les circonstances qui la réveillent, qui
» l'exaspèrent; la marche, le saut, la station
» debout ou couchée ou assise, les secousses
» en chemin de fer, en voiture, le toucher,
» la pression, etc., etc. Le caractère qu'ils lui
» assignent est d'être obtuse, sourde, de don-
» ner une sensation de pesanteur au périnée.

» La marche la plus simple, dans sa cham-
» bre, à la promenade, la montée et surtout
» la descente d'un escalier, un mouvement
» vif la produisent et la propagent au loin.

» L'exploration la plus réservée, le toucher
» le plus ménagé et les rapprochements
» conjugaux les plus modérés les déterminent
» cruellement.

» La douleur produite par l'ulcération du
» col, lorsqu'elle existe, est perçue dans l'une
» des régions ovariques ou dans les deux à
» la fois, ou dans les régions lombo-sacrées.

» Les douleurs de reins, les douleurs ova-
» riques, du côté gauche surtout et les dou-
» leurs hypogastriques inférieures *sont l'in-*
» *dice presque certain des ulcérations du col.*
» Elles peuvent se rencontrer séparément ou
» réunies, ou vives, atroces ou sourdes, indé-

» finissables, causant de la gêne dans la » station debout ou assise, dans la position » couchée, et ne laissent aux malades aucun » moment où elles soient parfaitement libres.

» Ces douleurs sont anologues à des déchi- » rements ou se présentent sous forme de » faiblesse de reins et occasionnent une inca- » pacité physique qui met les femmes hors » d'état de faire quoi que ce soit. — Ou elles » s'étendent dans les aines, dans les han- » ches, autour de la crête de l'os des iles, » dans les cuisses, en arrière, sur le trajet » du nerf sciatique et de ses divisions, en » avant et en dedans, sur le trajet des nerfs » crural et obturateur.

» Les douleurs des lombes, des aisnes, du » haut des cuisses, des fesses, les souffrances » hypogastriques, la pesanteur et la prompte » lassitude ressentie pendant la marche et la » station, sont surtout, d'après Lisfranc, des » symptômes d'engorgement du col de l'uté- » rus.

» Chomel disait que le diagnostic des gra- » nulations utérines n'offrait de difficulté que » sous ce rapport, qu'elles existent souvent » sans donner lieu à aucun symptôme carac-

» téristique. — Suivant lui il faut les soup-
» çonner et tenir grand compte des troubles
» sympathiques.

» Sous ces indices, on cherche donc au spé-
» culum, et le plus souvent on ne manque pas
» de trouver ulcérations et granulations, tant
» elles sont fréquentes, tant elles sont habituel-
» les chez le plus grand nombre des femmes.

J'ai pris ces extraits dans les auteurs les plus accrédités, je vais continuer pour les symptômes de voisinage.

SYMPTÔMES DE VOISINAGE

» Les symptômes les moins éloignés qui
» autorisent ces recherches partent du rec-
» tum, de la vulve, du vagin ou de la vessie.

» On tient grand compte dans cette doc-
» trine de la constipation, de la pesanteur
» au fondement, des douleurs au périnée, du
» ténesme, des défécations laborieuses, des
» épreintes, des resserrements du sphincter
» anal, et aussi des hémorrhoïdes.

» On écoute avec complaisance les doléan-
» ces sur la miction : les unes ont des
» envies fréquentes impérieuses d'uriner, qui

» les tourmentent le jour et la nuit, la
» nuit particulièrement; les autres éprouvent
» la sensation d'un fer chaud au passage
» des urines. Elles ressentent des douleurs
» aux lombes, sur le trajet des uretères,
» quelquefois directement au siége de la
» vessie, à l'hypogastre. — Tantôt leurs
» urines sont excessivement claires, tantôt
» elles sont véritablement troublées.

» A la vulve elles accusent des démangeai-
» sons sèches, nerveuses, insupportables, à se
» déchirer, ou bien ce prurit est accompagnée
» de rougeurs, d'érythème, d'eczémas s'éten-
» dant jusqu'à la partie interne des cuisses.

» Du côté du vagin c'est de l'irritation, des
» spasmes, des douleurs extraordinaires qui
» ne permettent ni l'exploration au doigt ni
» au spéculum ni l'accomplissement des
» devoirs conjugaux. »

Troubles des Fonctions

« Avec ces lésions du col les fonctions
» sont troublées : les règles sont modifiées,
» les relations intimes de mari à femme
» sont difficiles, souvent impossibles et la
» fécondité est empêchée.

» Le départ des règles se fait laborieuse- » ment; elles s'accompagnent de coliques » utérines, de douleurs dans les cuisses, » dans les reins. Tantôt elles retardent, tan- » tôt elles avancent, le sang n'a pas les qua- » lités qu'il devrait avoir. Elles paraissent » à peine, elles ne durent pas ou bien elles » durent trop et sont trop abondantes. Dans » ce système toute irrégularité de la mens- » truation fait soupçonner une maladie orga- » nique de l'utérus et motive des recherches » et un traitement au speculum.

» Un très-honorable professeur écrit que » les maladies du col, et particulièrement » les granulations, peuvent faire tomber la » femme dans un dépérissement plus ou » moins considérable de la constitution et » empêcher la conception pendant toute leur » persistance. Il attribue la stérilité au gon- » flement de la membrane muqueuse qui » revêt la surface interne de l'orifice du col » et à la présence d'une certaine quantité de » mucus visqueux et adhérent dans cette » ouverture.

» Un spécialiste expose que les ulcérations « et l'inflammation du col peuvent causer

» l'infécondité en déterminant une réaction » sur les fonctions de l'utérus; ou bien par » oblitération de la cavité du col, ou par une » accumulation de muco-pus qui forme un » bouchon infranchissable, ou par les mau- » vaises qualités de ces mucosités qui tuent » les spermatozoaires.

» Un peu plus loin cependant il convient » qu'il y a des femmes qui ont une telle » aptitude à concevoir qu'elles deviennent » enceintes malgré ces circonstances facheu- » ses. Et il rapporte des exemples de person- » nes qui ont conçu dans les plus mauvaises » conditions.

» Les autres spécialistes attribuent la » stérilité au bouchon de muco-pus qui » empêche l'entrée dans l'utérus; — au gon- » flement de la muqueuse du canal du col » qui le rend imperméable; ou à l'irritation » que cause l'inflammation du col. — Ils » allèguent des brides, des cicatrisations » vicieuses, des fausses membranes, des » occlusions du canal cervical, par gonfle- » ment œdémateux ou par hypertrophie.— Ils » recherchent enfin minutieusement les causes » de la stérilité dans les modifications du col.

» Tous les auteurs qui écrivent sur ces » maladies et qui se répètent les uns les » autres, parlent de la répugnance qu'ont » les femmes pour les rapports conjugaux » qui leur causent de la douleur, du dégoût, » de la tristesse. Ils attribuent ces éloigne- » ments aux lésions utérines. Un d'entre » eux cependant distingue celles qui ont du » dégoût pour l'acte génital, celles qui sont » indifférentes, et une troisième série dont » les désirs seraient excités. »

Symptômes généraux

» Embarrassés pour les symptômes locaux » les auteurs le sont infiniment moins pour » les symptômes généraux, éloignés et sym- » pathiques parmi lesquels ils en prennent » beaucoup. Ils soupçonnent déjà les femmes » qui ont les yeux légèrement excavés, par- » fois cernés, qui ont les traits tirés. Ils s'atta- » chent à celles qui ont des dyspepsies, des » spasmes, des vapeurs, des maux de nerfs, » des chloroses, qui sont mobiles, chan- » geantes, quelquefois fanées, flétries, fati- » guées.

» Ils tiennent le plus grand compte des » maux d'estomac. Ils avancent que les dou- » leurs d'estomac sont quelquefois le trouble » prédominant. Ils s'informent minutieuse- » ment des tiraillements, des crampes, des » malaises de cette région. Ils prétendent » que l'existence de la gastralgie sous tou- » tes les formes quelconques est un des » symptômes qu'on observe le plus souvent » chez les femmes atteintes d'inflammation » chronique du col et du corps de la matrice, » de catarrhe, d'ulcérations et de granula- » tions.

» Entrant dans les détails, ils disent que » les digestions sont quelquefois un peu » moins bonnes qu'à l'ordinaire. — D'autres » fois les troubles digestifs l'emportent sur » tous les symptômes et font perdre de vue » les véritables accidents, qui sont toujours » pour eux les lésions en question. — L'appé- » tit est tantôt diminué et tantôt augmenté. » Les malades se plaignent de pesanteur ou » d'oppression aux creux de l'estomac et de » la poitrine. D'autres fois elles ont des fla- » tuosités, des renvois d'un liquide acide ou » insipide, ou bien d'aliments à demi-digé-

» rés. — Chez les unes, l'estomac est le siége
» de douleurs pénibles, analogues à celles
» qui caractérisent la souffrance des organes
» qui reçoivent leurs nerfs du grand sympa-
» thiques. — Les autres ont des resserre-
» ments à la gorge; leur langue est chargée
» d'un enduit saburral à la base. — Elles
» ont des gonflements et ne peuvent garder
» leurs corsets.

» M. Becquerel appelle l'attention sur les
» entéralgies, sur les digestions irrégulières,
» incomplètes, insuffisantes; sur les pneu-
» matoses et la constipation.

» La constipation est pour eux tous un
» symptôme capital, qui dénote l'engorge-
» ment du col ou quelqu'autre des lésions qui
» l'affligent.

» M. Bennet, poussant plus loin ses inves-
» tigations, a trouvé que le foie participe
» souvent à l'état de perturbation du système
» digestif et est plus ou moins modifié, le
» plus souvent augmenté dans son volume
» et troublé dans ses fonctions. Ces malades
» sont prises à certains intervalles d'acci-
» dents bilieux intenses, avec douleur dans
» l'hypochondre droit, coloration jaunâtre

» développée, céphalalgie, vomissements et
» superpurgations bilieuses. Ces accidents se
» montrent surtout au moment de la conges-
» tion menstruelle. M. Bennet a vu des cas
» de maladie chronique du col où le foie
» masquait l'affection utérine.

» Les malades affectées d'inflammation
» du col ont des douleurs de poitrine,
» particulièrement au sternum et le long
» des côtes.

» Plusieurs sont très tourmentées de l'ap-
» préhension de devenir phthisiques. Cepen-
» dant M. Becquerel a remarqué qu'elles ne
» sont pas plus que les autres exposées
» à la tuberculose.

» Le Pouls en général est faible, petit,
» accéléré, irrégulier; il reflète en partie la
» débilité générale de l'organisme, et la
» réaction sympathique de l'utérus sur l'or-
» gane central de la circulation. — quel-
» ques-unes ont un léger mouvement fébrile
» le soir.

» Pour la plupart ces femmes sont anémi-
» ques : c'est la conséquence de tant de trou-
» bles entassés et de leur nutrition incom-
» plète, qui appauvrit leur constitution et les

» débilite. Aussi elles perdent leur fraîcheur, » leur embonpoint; elles deviennent jaunâ- » tres, pâles, languissantes. Ces messieurs » conviennent cependant qu'ils en ont » observé qui portaient des ulcérations, et » des hypertrophies depuis plusieurs années » qui avaient conservé leur teint, leur allure, » dont la nutrition n'avait pas souffert du tout.

» Parmi les troubles des fonctions céré- » bro-spinales les principaux sont du côté » de la tête: une céphalalgie intense, un état » de découragement et de faiblesse d'esprit » remarquable. La céphalalgie peut occuper » tous les points; mais elle s'observe surtout » à la région frontale. — La dépression des » fonctions intellectuelles est portée si loin » quelquefois que les malades sont tourmen- » tées par des illusions, des hallucinations » et surtout par la crainte de l'aliénation » mentale, crainte qui se réalise chez quel- » ques-unes.

» Du côté des organes des sens il y a des » bourdonnements d'oreilles, des troubles, » ou un affaiblissement pénible de la vue, et » la sensibilité de la peau est quelquefois » exaltée.

» Il y a insomnie, ou un sommeil imparfait tourmenté par des rêves désagréables et des espèces de cauchemards.

» Enfin chez les femmes affectées d'inflammation chronique du col on rencontre un grand nombre de phénomènes et des troubles nerveux qu'on reporte habituellement à l'hystérie.

» Toutes les fois qu'on observe chez une femme des troubles de la digestion, de la nutrition et de la santé générale et et qu'on ne peut localiser cette affection avec précision dans quelqu'un des organes intérieurs, on peut soupçonner l'existence de quelque affection utérine chronique, même en l'absence de tout symptôme utérin apparent. »

Ainsi en ont écrit Lisfranc, Récamier, Chomel, Bennet, Aran, Valleix, Becquerel, Sympson, Huguier, MM. Bernutz, Goupil, Nonat, Courty, Gallard etc. et tous les auteurs qui ont traité ce sujet. Ainsi en parlent les Gazettes de tous côtés, les brochures, les prospectus. Et telle est la symptômatologie interrogée, recherchée, et appliquée dans la pratique actuelle.

D'où proviennent ces Symptômes?

Ces troubles dans la santé de la femme sont bien réels , mais proviennent-ils vraiment de l'utérus et de son col?.....

Entre toutes les objections nous ne citerons que celles-ci :

1° Ils existent alors que l'utérus, ou son col, n'existe pas; qu'il manque congénitalement.

2° Alors que le col n'existe plus; qu'il a été enlevé chirurgicalement.

3° Alors qu'il est à l'état parfait; sans la moindre altération.

4° Alors qu'il est guéri, que toutes les lésions grandes ou petites ont disparu.

Il y a un certain groupe de femmes dites à *utérus déficiens*. Le professeur Richet en a fait dernièrement un relevé. Lisfranc en cite dans son ouvrage; les journaux en mentionnent quelques cas de temps en temps. J'en ai rencontré pour mon compte et rapporté quelques exemples. — Et elles accusent les mêmes troubles!

Il y en a, et pas mal, qui ont subi l'amputation du col : Lisfranc le coupait souvent;

Hugier dans ces derniers temps faisait fréquemment cette opération dans les cas d'allongement. D'autres chirurgiens l'ont imité et cette pratique a cours. Eh bien, ces femmes ont éprouvé quelques modifications temporaires mais ne sont pas débarrassées de ces symptômes rebelles.

Ces troubles sont si communs, on les a tellement localisés là, que bien des médecins les recherchent sur la foi des traités, suivant les indications des auteurs. Les uns ne rencontrent pas les lésions signalées et s'abstiennent alors de tout traitement local; les autres moins scrupuleux (quelques-uns en conviennent dans l'intimité) les traitent quand même.

Enfin on trouve des médecins consciencieux qui, sans avoir approfondi cette question, sur la parole du maître, sur un article de journal, sur l'opinion prédominante, ont traité avec beaucoup de soin des femmes atteintes de ces lésions. Ils ont eu le bonheur de les faire disparaître, ils ont constaté que l'organe était revenu à son état normal, et ils ont eu l'ennui de voir persister et récidiver ces symptômes endiablés, dits utérins. Ils sont au désespoir, ils crient; j'ai suivi à la lettre le traitement indiqué, je suis bien parvenu à guérir son col, mais je n'ai pas affranchi ma malade des malaises, des indispositions que je poursuivais chez elle.

Il y a quelque chose d'étrange à attribuer aux petites lésions du col, ulcérations, tuméfactions, déformation, les grandes perturbations de la nutrition et l'innervation : la chlorose, l'anémie, les névralgies, la mélancolie, les névroses!

A force de s'attacher à la partie, les médecins actuels ont perdu de vue l'ensemble de l'organisation de la femme, et ils ont complètement méconnu la Mère, la Mère qui domine toute son existence et que nous allons retrouver.

Physiologie médicale de la Femme

La Mère

Dieu a donné à l'homme les grands travaux de la force et de l'intelligence à accomplir ; — à la femme l'entretien de l'espèce. — A nous l'énergie, la puissance musculaire, l'étendue de l'esprit; — à elle l'activité des entrailles, les sentiments plus vifs.

Si un philosophe éminent, M. de Bonald, a pu, à la satisfaction générale, définir l'homme une *intelligence servie par des organes*, je définirais volontiers la femme un sentiment servi par des organes; elle est en effet plutôt toute dans le cœur que toute dans l'utérus.

Ce n'est pas une œuvre médiocre que de développer un embryon dans son sein, que de nourrir et d'élever l'enfant. Pour cela il faut à la femme une organisation, une activité et des impulsions particulières. Elle a besoin au temps de sa fécondité d'une certaine composition de la substance de son corps, autre que la nôtre, autre que celle de son enfance et de son âge avancé. Elle a des actions musculaires à exercer pour porter, suivre et protéger son enfant, pour veiller sans cesse sur lui; — des sentiments en rapport avec ces devoirs et ces entraînements; — et une passion, un amour sans bornes pour l'attacher à lui extraordinairement.

Sa Lymphe

La première aptitude de la femme jeune est de concevoir et ses conceptions se font au moyen de la lymphe. Elle doit être lymphatique pendant cette période de sa vie. Sa lymphe est l'intermédiaire par lequel passe le principe fécondant et la matière dont elle compose l'embryon; mêlée au sang, elle nourrit le fœtus; et le lait n'est qu'une émulsion dont elle n'est pas exclue.

La lymphe chez elle est en petit ce qu'elle est en grand dans l'immensité des eaux. Dans les eaux elle tend ces filets glaireux qui englobent les œufs, qui retiennent les viscosités des laitances, favorisent les fécondations et nourrissent les petits poissons. — Chez la femme elle est le limon avec lequel elle formera son enfant. Elle présente d'abord la glaire utérine, espèce de frai qui absorbe le fluide séminal, où il circule, et à l'aide duquel il monte dans la matrice. Elle prépare le mucilage dans lequel s'opère la combinaison génératrice et elle prête les éléments infimes avec lesquels se commencera le nouvel être.

Elle sert à l'agrandissement, à l'hypertrophie temporaire des organes génitaux; elle afflue dans leurs parages, mais elle imbibe tout le corps de la mère en gestation: c'est elle qui la grossit de partout, qui la dilate, qui la rafraîchit. Elle diminue la fermeté, la densité de ses chairs, de ses os, de ses humeurs pour la rendre plus fondante, plus soluble, pour lui reprendre plus aisément ça et là des molécules, des assises pour l'édification de son enfant.

La femme qui a conçu rétrograde, elle pâlit, elle se ramollit, elle devient enfant pour faire le sien. Elle s'abaisse jusqu'à lui pour le relever jusqu'à elle. Elle descend au plus bas degré de la composition humaine, à ces chairs molles, gélatineuses pour se mettre en harmonie avec son fœtus. Elle se charge, elle s'infiltre de toutes parts de ces sucs mous pour s'identifier avec lui, pour vivre de la même vie, des mêmes humeurs, presque du même sang, malgré la séparation, le diaphragme, le gâteau isolant qui les sépare un peu.

Dès son imprégnation elle commence son sacrifice de mère: elle se dépouille de ses éléments les plus riches, comme elle se dépouillera plus tard de sa fortune pour son enfant devenu grand. Elle se fond, elle se résorbe de partout, elle pompe en dedans d'elle ses meilleures molécules pour les transfuser à son embryon. Et dans la construction de son petit corps elle dégarnit tellement le sien propre que quelquefois il s'écroule, ou si elle ne meurt pas, souvent après son enfantement elle reste courbée, réduite, décrépie et chancelante.

Ses Flueurs blanches

Cette lymphe, elle ne l'improvise pas, elle la prépare à l'avance, elle l'accumule particulièrement dans les parages utérins et la laisse fluer, déborder. C'est ce que nous appelons ses leucorrhées ou ses flueurs blanches. Ces flux sont en vue de sa première maternité. Chez quelques femmes c'est une simple humidité, chez d'autres ce sont des pertes exubérantes, parce que la nature est souvent excessive, prodigue de ses moyens et qu'elle transforme facilement un acte physiologique en un état maladif. Mais ces flux proviennent d'une impulsion intérieure, d'un mouvement général, intentionnel, d'une *vis à tergo* et non, comme trop de médecins superficiels le prétendent, des petites lésions du col de l'utérus. Les leucorrhées sont l'échappement du trop plein du réservoir de lymphe que la femme accumule. Quelquefois c'est une fuite, une perte, un épuisement.

La fabrication de cette lymphe est pour elle un immense travail de son organisme, qui absorbe une grande partie de ses forces et qui touche quelquefois à la maladie. Elle n'est pas une simple exsudation, une simple sécrétion, elle ne résulte pas de ses derniers repas: elle est un extrait de sa propre substance. Si des femmes fortes, souples et privilégiées transforment et décomposent leurs tissus riches en lymphe avec des modifications à peine sensibles; pour la plupart elles sont singulièrement éprouvées dans cette espèce d'autophagisme.

Leurs Maux d'Estomac et leurs Dyspepsies

Le moyen le plus simple de les faire descendre d'un degré de composition élevée à un degré inférieur était de suspendre leurs digestions, d'arrêter le cours de leur nutrition ordinaire et de les *délayer*. C'est ce que fait la la nature, elle les dégoûte, elle leur ôte l'appétit, elle trouble leurs fonctions digestives; elle les fait tomber plus ou moins profondément dans les dyspepsies, depuis les maux d'estomac, l'inappétence, les nausées jusqu'aux vomissements les plus fatigants.

Je ne décrirai pas ici les formes et les degrés de leurs dyspepsies, je tiens seulement à signaler ce fait qu'elles sont dans le but de décomposer, de lymphatiser la femme qui a conçu, et que c'est là une de ses activités, un des travaux de ses entrailles, une de ses fatigues.

Bien entendu que ces dyspepsies ne sont en général que momentanées et alternatives, et que dans la grossesse et les lactations, les digestions sont le plus ordinairement actives et suractives, au point qu'elles vont jusqu'à lasser l'estomac.

Je suis arrivé à cette découverte en me demandant où et comment pouvait bien se fabriquer la grande quantité de lymphe qui inonde et infiltre le corps des jeunes femmes? Pouvait-ce être dans et par cette petite poire tapée, aux tissus denses et feutrés que représente la matrice?.... Elle la laisse passer, elle la filtre, elle se l'approprie à sa manière et d'autant plus qu'elle vient à se développer davantage, dans la gestation par exemple, mais elle n'en est pas la véritable source.

L'état général peut bien modifier les éléments du corps et faire prédominer telle ou telle composition.

Mais en définitive c'est par l'estomac qu'arrive la richesse ou la pauvreté de notre substance : en suspendant les apports, en restreignant la quantité et la qualité, la nature conduit rapidement et très-directement à une composition moins élevée et elle réalise l'état de lymphatisation dont elle a besoin.

Les femmes éprouvent leurs dyspepsies pendant 20 et 30 ans sans en être précisément malades, sauf quelques exceptions : c'est ce qui m'a fait regarder ces indipositions comme physiologiques.

Les unes réduisent leur substance par une simple inappétence, les autres en buvant davantage et en se délayant. Celles-ci ont des goûts bizarres, dépravés pour des aliments illusoires, nullement nourrissants et ne font pas d'acquêts réparateurs. Celles-là vomissent souvent et manquent ainsi beaucoup de repas.

Maintenant il arrive que ces indispositions tolérables dans la généralité s'exagèrent pour ques-unes et dégènèrent en troubles violents et consomptifs, gastralgies cruelles et tenaces, crampes atroces, susceptibilité extrême, vomissements fréquents et inexorables. C'est là l'excès des phénomènes de la vie, c'est là la maladie et là que la médecine a son frein à apporter, ses médications à instituer.

Les troubles de nutrition se portent de préférence sur l'estomac, parce que c'est la première partie, l'antichambre des voies digestives; mais l'intestin ne manque d'être solidaire et de prêter son concours. Les aliments étant la plupart du temps refusés, il semble rester neutre, n'avoir rien à faire; quelquefois, cependant, la principale tâche lui incombe et il fournit à des diarrhées actives, à des coliques, à des entéralgies très-prononcées.

Son trouble le plus marqué, à lui, c'est la constipation, parce que son rôle alors est surtout à l'absorption : il pompe, il extrait tout ce qu'il peut des aliments qui le traversent; il résorbe toutes les humidités du corps qui lui parviennent dans l'autophagisme, c'est-à-dire dans un état où la femme se mange elle-même.

Activité et État nerveux de la Mère

Il ne suffit pas à la Mère de préparer de la lymphe et d'entasser des matériaux de toute espèce, il lui faut aussi pour les disposer et les étager, sinon des bras et des ouvriers visibles, au moins des forces intérieures, des esprits animaux, une vitalité spéciale.

Pour la seule musculation de l'utérus, quelle quantité d'influx nerveux ne lui sera-t-elle pas nécessaire? Dans ces derniers temps de la gestation, quelle dépense n'en fera-t-elle, pas pour son enfantement dans les efforts les plus énergiques et les plus violents; et pour son retour, pour démolir la chambre utérine si laborieusement construite?

Son travail moléculaire, de surcharge de son organisme et de soustraction de particules constituantes ne va pas cesser après ces neuf mois si pénibles: en 36 heures il se transportera de la matrice aux mamelles et durera encore une grosse année.

Les muscles des reins et du bassin, à peine allégés et reposés de l'énorme et continuel fardeau abdominal, auront encore à tenir bon : les bras et la poitrine ont à se développer pour porter souvent le petit enfant; et tout le système musculaire aura à fonctionner pour lui à chaque instant.

Et pour surveiller cet être si chéri! dans

cette pensée continuelle, cette sollicitude inquiète, dans ces attentions sans nombre, dans l'exercice de cet amour passionné, la femme n'exercera-t-elle pas autant son âme, ne consommera-t-elle pas autant de fluide noble, de fluide sublime que le philosophe ou le mathématicien dans ses contentions d'esprit? ne dépensera-t-elle pas autant en *sentiment* que les hommes d'art et de science en *intelligence?*

Suivant ses dispositions innées, son éducation et les circonstances où elle est placée, elle affine, elle développe, elle élance son cœur, comme le littérateur, le guerrier ou le poëte perfectionne son esprit, et elle a aussi ses combinaisons, ses actes, ses traits de génie, de poësie, d'héroïsme maternel.

Prenez les femmes de la campagne, des ouvriers ou celles des classes élevées, observez les changements de leur corps, leurs souffrances, leurs efforts. Suivez-les dans la lactation, dans leurs soins incessants de ce petit si faible, si nu, qui a tant de besoins. Remarquez leurs ouvrages pour l'envelopper, pour le parer, pour l'embellir; surprenez leurs joies, leurs tristesses; remarquez les éclairs de leur physionomie, les vibrations de leur voix; entendez leurs chants, leurs cris. Aux jours de malheur, dans leurs maladies, quand la mort, si avide de jeunes créatures, les leur ravit, assistez aux explosions de leurs douleurs, aux déchirements de leur cœur. Comptez leurs veilles, leurs prodigalités d'émotions, de sentiments, de mouvements instinctifs, les privations qu'elles s'imposent, la faim qu'elles endurent souvent, les dangers qu'elles affrontent!!!

Plus avant dans la vie, multipliez leurs enfants par dix! suivez-les dans leurs ménages si tourmentés, tiraillées par l'un et par l'autre; entre l'aîné de vingt ans qui a toujours sa première place dans leur cœur, qui n'a pas cessé de les préoccuper, et un bébé terrible, exigeant, encore appendu à leur sein...... Calculez ce qu'elles dépensent en innervation physique et morale et prononcez si la femme est aussi faible, aussi débile que les médecins nous la présentent?

Pour moi, je lui trouve énormément de forces, presque autant qu'à nous, seulement elles ont une autre destination: Elles ne sont pas en vue d'ouvrir et de bouleverser la terre, de conduire des navires, des locomotives, de manier les armes, de combiner des plans, de charger la mémoire des faits de l'histoire et des théories scientifiques. Elles sont en vue de l'entretien de l'espèce, de la construction et de l'élevage des enfants. Son organisme est monté à cet effet, et ce qu'elle a de moins que nous en forces physiques et en forces intellectuelles elle le compense en sentiment, en instinct et en activité viscérale.

Pour accomplir tous ces actes elle accumule dans son cerveau, dans son encéphale des quantités incroyables de fluide nerveux. Ce fluide elle pourrait le gaspiller dans cet entraînement de la nature pour la multiplication prodigieuse, démesurée, des générations profuses des premiers êtres, boutons, fleurs, petits fruits, petits animaux, dont elle semble s'être fait un jeu.

Mais par une autre loi naturelle en restriction, par l'éducation, par les usages, par l'instinct de la conservation et la volonté, elle se réserve, elle ne dépense pas tout ce fluide nerveux. Elle le condense, elle le comprime, elle l'amoncèle en dedans d'elle d'où il tend à s'échapper par mille et une voies qui fournissent aux mille et une variétés de ses névralgies et de ses névroses : — Une partie descend dans le bassin et se transforme en douleurs des reins, des lombes, du sacrum, du pubis, des régions iliaques, des ovaires, de la vessie, du rectum, de l'utérus, des plexus lombo-sacrés, qui nous illusionnent et nous font supposer toutes sortes d'affections organiques. — Une autre va dans les organes digestifs et les tourmente de tous les symptômes gastralgiques ; — Une autre dans les poumons et le cœur même ; — Une autre monte au cerveau et le trouble par toutes les névralgies céphaliques. — Une autre enfin reste dans l'esprit et engendre ces névralgies mentales si bizarres, peur, mélancolie, demi-folie, exaltations, maladies noires, vésanies, névroses protéïques, qui partent toutes de ce fond nerveux. Ce fond nerveux est le pendant du fond lymphatique que nous avons constaté : l'un représente la masse des matériaux nécessaires à la construction ; l'autre les ouvriers, l'activité pour les préparer, les mettre en ordre, les édifier et pour continuer l'élevage de l'enfant.

Sa Mobilité

On reproche sans cesse à la femme d'être mobile, *plus mobile que l'onde, plus légère que le vent;* mais cette mobilité est essentiellement liée à son organisation, elle est chez elle constitutionnelle, matérielle et nerveuse : matérielle, elle tient à cette nécessité de se liquéfier et de couler tantôt dans sa matrice et tantôt dans ses seins, pour construire son enfant de ses propres matériaux; nerveuse, elle suit ses fonctions changeantes, progressivement ou soudainement contraires.

A peine sortie de l'enfance, la jeune fille, avec sa taille fine, ses petits pieds, sa chevelure abondante et ses robes gonflantes lui constituant une sorte de plumage, pèse si peu sur la terre : elle marche, danse, court si légèrement qu'elle semble avoir quelque chose de l'oiseau. — Après neuf mois de mariage, elle est déformée, monstrueuse, lourde, embarrassée, presque infirme. Mais trois mois ensuite, si elle ne nourrit pas, douze si elle allaite, elle se refait mince et svelte; et pendant vingt ans elle peut ainsi grossir et se réduire alternativement.

Sa figure si pure, si radieuse, si attrayante, alors même qu'elle a sa teinte de chlorose, se voile dès son imprégnation ; elle se creuse, se tire, s'élargit, se bouffit, se tache et prend souvent un masque, le masque de la grossesse dont elle gardera longtemps quelque chose.

Non-seulement elle varie de volume et d'aspect, mais sa composition intime n'est jamais la même ; elle monte et elle descend sans cesse l'échelle de la richesse et de la pauvreté organique. Elle est toute de lymphe à la période embryonnaire, elle devient toute de sang à la maturité de sa grossesse.

Depuis son quatrième mois elle en a pour deux, et elle le compose de plus en plus généreux, de plus en plus abondant. Elle s'entraîne dans sa fabrication comme dans celle de la lymphe et du fluide nerveux, si bien que souvent elle s'en trouve trop : au point qu'elle est sujette aux coups de sang, aux apoplexies, aux éclampsies, aux morts subites ; qu'elle est gênée dans cette masse de liquides à mouvoir et qu'elle a besoin de la saigner, qui la soulage alors.

A la délivrance, elle a hâte de s'en décharger d'une grande partie, et que de fois alors n'est-elle pas prise d'hémorrhagies? Ces hémorrhagies foudroyantes peuvent aller jusqu'à lui entraîner presque tout son sang et à ne lui laisser que de la sérosité dans les veines; ou bien d'une manière chronique, obstinée, dans les squirrhes, les polypes, les renversements, les métrorrhagies de la ménopause, elle peut perdre prodigieusement pendant trois mois, trois ans, dix et vingt ans. Elle peut tomber dans l'anémie la plus complète et se relever, végéter et se ranimer tout de même. Tant son organisation est élastique, tant elle a de vitalité pour survivre avec des vaisseaux gorgés ou vides de sang.

Son appétit semble tenir du caprice: il se suspend, il s'active, tantôt pour ramollir et lymphatiser ses tissus *faits*, tantôt pour augmenter de nouveaux apports la masse de ses humeurs. Elle dédaigne, elle rebute, elle vomit les meilleurs aliments, elle brasse les plus grossiers et les plus indigestes à ses moments. La raison n'aurait pu lui faire pénétrer ces mystères, ces affinités occultes et la plier à ces oscillations intérieures; un instinct la mène. — Elle ne surcharge pas ses intestins, mais elle ne laisse rien perdre de sa nourriture, passé l'estomac; elle en retire tout ce qui peut être extrait, elle absorbe toutes les humidités de ses intestins; elle aura assez d'endroits à les utiliser ailleurs ces humidités. Aussi est-elle en général constipée! Voilà l'explication de ses constipations que les gynécologues n'expliquent pas et qu'ils traitent avec des pessaires, le spéculum, les caustiques et la curette utérine.

Sa mobilité musculaire n'est pas moins remarquable : indolente, paresseuse, couchée, pour économiser ses forces. — Aussitôt que son enfant bat le rappel, la voilà sur pied pour tous ses besoins. La fatigue, les ouvrages les plus pénibles, les plus dégoûtants ne l'arrêtent pas. Elle lave, nettoie, court, culbute les obstacles, soulève des fardeaux..... Que ne fait-elle pas? Si sa musculation ne produit pas les efforts les plus considérables des hommes pour les choses les plus pesantes et les plus résistantes, ses petites actions sont si répétées, si rapides, qu'elle fournit bien sa bonne part en myotilité.

Ses paralysies menteuses, ses impotences sont des exagérations contrastantes de son activité qui l'immobilise ou qui la lance: Electrisez-la négativement et vous la clouez à la chambre ou au lit. Electrisez-la positivement et elle se meut immodérément. Elle a des impulsions qui la portent à un repos exagéré ou à des courses frénétiques ; parce que tantôt elle doit garder la chambre comme une couveuse et tantôt courir comme une pourvoyeuse, pour chercher la pâture de ses petits.

Quant à son innervation de sensibilité et de sentiment, elle l'accumule comme son sang en dedans d'elle pour la dépenser tantôt à flots pressés tantôt à flots épuisés. Suivant son entraînement et les circonstances elle donne, elle donne jusqu'à extinction. — Quelques fois, dans certaines conditions, elle sait l'emmagasiner, la comprimer, la régulariser, et elle s'en fortifie d'autant. Le plus souvent elle n'en est pas maîtresse et elle la laisse partir par toutes sortes de trouées, *hâc atque illâc*. — Là ce sont des douleurs de dents atroces, des migraines abominables, des névralgies cruelles qui la terrassent, la fanent, la défigurent, la rendent incapable de quoi que ce soit ; et crac, quelques heures après, la voilà pimpante, leste, charmante! Sont-ce nos pilules, notre potion, nos paroles qui l'ont relevée si vite, ou cette métamorphose tient-elle à sa mobilité nerveuse?

Nunc in risum, nunc in lacrymas: Elle rit à son enfant pour l'agacer et pour lui répondre. — Elle pleure avec lui quand il souffre, quand il est malade, quand il meurt! — Elle l'a perdu, elle en a ou elle en refait un autre; elle recommence, c'est forcé: le rire et le pleurer sont dans sa nature. Et elle obéit à ce penchant, à cette disposition, dans les circonstances analogues, tristes ou gaies de sa vie, et souvent sans transitions ménagées et sans motifs bien valables.

Son entrain, — sa mélancolie, — son exaltation, son affaissement, sa concentration, son séjour à la chambre ou ses envies de sortir; — ses changements d'humeur tiennent à l'heur qui l'invite, au malheur qui la frappe si inopinément, si fréquemment et pour lequel elle semble surtout faite; car la somme de ses douleurs balance bien celle de ses félicités.

Peureuse à l'excès, un cri la fait tomber en faiblesse, elle craint l'ombre, la nuit et ses fantômes..... — Elle fuyait, son enfant tombe de ses bras, elle s'arrête et le demande à la pitié d'un lion. Elle l'arrache d'un incendie, d'une inondation. Devenu soldat, elle brave tout pour le voir à l'ambulance; elle s'échappe sur les champs de bataille et dévisage tous les morts pour retrouver le sien et lui donner la sépulture.

Nunquam in eodem statu permanet: Tantôt dans ses entrailles, dans ses organes digestifs, dans ses muscles, — et tantôt dans son cœur, elle donne sa lymphe, son sang, son âme ; elle se donne tout entière pour son enfant, et à toute heure, dans toutes les circonstances : comment avec de telles attractions, si promptes, si pressantes, si variées et si contraires ne serait-elle pas mobile!

La jeune Fille — et ses Chloroses.

La petite fille diffère peu du petit garçon dont elle partage les goûts et les jeux, et avec lequel elle s'élève en commun. Elle a aussi bon teint, aussi bon appétit, n'est pas moins turbulente et n'a pas plus que lui mal aux reins, mal au cœur, mal aux nerfs. Ce n'est qu'à la puberté que la différence se tranche : elle blanchit, elle pâlit, elle mange irrégulièrement, capricieusement ; elle commence ses maux d'estomac, ses dyspepsies, ses palpitations, ses langueurs et elle change d'inclination. Elle boude à l'étude plus approfondie, elle s'y refuse instinctivement ; si bien qu'il est d'usage de la retirer déjà de l'école et des pensions. Elle se concentre chez elle où on la plaint beaucoup, où on la considère comme maladive : les mères disent alors qu'elle se forme.

Tandis que l'adolescent redouble d'application et d'activité, pour être reçu bachelier, pour arriver à l'Ecole polytechnique, normale ou Saint-Cyr ; pour apprendre un métier ; ou que les moins favorisés prennent le sac sur le dos, ou abordent carrément les plus rudes travaux des manœuvres.

Croyez-vous tout bonnement qu'à cet âge de 18 à 30 ans, où l'homme s'avance dans la plénitude de ses forces, la femme perde les siennes, reste stationnaire ou rétrograde ?... Ses forces ou son innervation, elle en opère le virement ; elles deviennent latentes, elles nous échappent, à nous aveugles, mais, elle,

elle ne les perd pas; elle les rentre en dedans au bénéfice de ses entrailles. Si elle s'arrête, si elle recule, c'est pour prendre son élan. Elle restreint sa vie de relation pour réserver et fortifier sa vie viscérale.

Elle tombe dans la chlorose qui n'est que la concentration de ses forces: c'est l'apprentissage de la jeune fille à devenir jeune mère; elle essaye ses organes, elle se prépare aux grandes fonctions qu'elle aura bientôt à remplir. Elle répète son rôle et dans les symptômes chlorotiques, que nous allons parcourir, nous retrouverons les troubles, les scènes, les simulacres des tragédies de la grossesse et de la maternité.

Ses maux d'estomac sont pour suspendre de temps en temps ses digestions, pour éclaircir son sang, délayer sa substance, pour la lymphatiser. Elle doit alors broyer de la lymphe, et je ne serais pas éloigné de penser qu'elle en broyât effectivement; puisqu'elle éprouve des nausées et quelquefois des vomissements glaireux, comme la femme grosse en a de si manifestes et de si fréquents. Dans le tourbillon intérieur où ses molécules sont résorbées de tous les coins de son économie, pour arriver à son utérus, à ses seins et à son enfant, il est permis de supposer, (ces glaires stomacales sous les yeux) qu'elle se pompe, qu'elle se mange elle-même et se digère de nouveau. Dans ces sortes de ruminations elle élabore sa substance pour une autre destination : elle compose moins de la fibrine pour ses muscles, des sels pour ses os, qu'elle n'ébauche des éléments secondaires, de la glairine, de la gélatine, des mucilages pour l'enfant.

Elle ressent des *nausées* comme elle aura étant enceinte des *vomissements*, des efforts pour exprimer de partout et mettre en circulation sa lymphe et les molécules plus solides qu'elle charie.

Elle est déjà sujette à la *constipation* qui n'est qu'une dessication, une sécheresse de l'intestin analogue à celle des couveuses, qui mangent à peine et qui l'éprouvent à un si haut degré ; analogue à celle des femelles des animaux qui ne laissent rien perdre, qui pompent tout ce qu'il y a dans leurs aliments, tout ce qu'elles ont en elles-mêmes pour fournir aux sucs nourriciers de leurs petits.

Ses *gastralgies*, ses entéralgies proviennent

des transformations de substance que ses organes digestifs doivent alors exécuter, et d'une certaine dose d'activité nerveuse et de névralgie qui s'y ajoute.

L'anémie chlorotique résulte de la réduction de ses tissus supérieurs, riches, en tissus inférieurs, primordiaux, plus lâches, plus aqueux, qui conviennent mieux à l'enfance, à la formation de la cellule, à l'être qui commence. L'organisme de la jeune fille s'apprend à se décomposer, à se liquéfier, et dans cet essai il va quelquefois trop loin et tombe dans la maladie; mais la chlorose n'est qu'un état physiologique exagéré.

Dans ses *palpitations*, qui simulent les hypertrophies et les anévrysmes, son cœur s'apprête à vivre et à faire vivre son corps avec le sang le plus pauvre, le plus rare, le plus aqueux, comme il aura besoin de le faire dans tant de circonstances malheureuses: dans les anémies spontanées exagérées et dans les pertes excessives, les hémorrhagies, les épuisements de forces et de matériaux. La chlorotique se prépare à se suffire après le partage de sa propre substance, après le don de la meilleure partie d'elle-même fait à son enfant dans ses grossesses et ses lactations consomptives.

Ses étouffements et ses suffocations sont liés à ses troubles de la circulation et aux exagérations de sa tention nerveuse.

Elle est déjà sujette à la *boule hystérique*, à cette sensation de quelque chose de rond qui lui va du bas ventre à l'épigastre et au cou, et que les femmes appellent « la matrice qui leur remonte. » C'est un mouvement nerveux sur le chemin fréquenté des organes qui sont le plus en jeu dans la grossesse et la fabrication de la lymphe. C'est une vapeur, une colonne, un globe de fluide nerveux en expansion qui parcourt et visite et essaye ces parages familiers ; — qui s'y accumule et y détermine, avec toutes sortes de formes, les gonflements, les étouffements, les étranglements, les spasmes de la gorge, du poumon, du cœur, du diaphragme, de l'œsophage, de l'estomac et des entrailles. C'est une montée, une préparation aux fonctions internes de la grossesse, un reflux du fluide nerveux inoccupé, surabondant ou prédestiné à ces fins ; phénomène qui survient dans les plus belles apparences de la santé et qui s'exagère et se répète d'une manière maladive dans une foule de névroses.

Dans les affections pulmonaires énigmatiques de la jeune fille, toutes les fois qu'elles ne sont pas liées à une lésion organique, il s'y mêle un élément matériel sous forme de fluxions, de congestions, de sécrétions catarrhales, et un élément nerveux où prédomine l'asthme, le spasme, la contraction et la contracture fibrillaire du poumon qui devient très susceptible et ataxique.

Elle commence en effet à se faire déjà son fond d'innervation : le fluide que son frère continue de dépenser à l'étude, à la chasse, à l'atelier, dans les exercices les plus fatigants de l'esprit et du corps, elle, elle l'emmagasine et le transforme en un certain *anima* qui fournira à toutes ses aptitudes, à ses fonctions spéciales et à leurs perversions. De là partent, comme d'une outre distendue ou d'une chaudière chauffée ces vapeurs, ces maux de nerfs qui nous surprennent.

L'agitation de la jeune fille, son changement de caractère, son inquiétude, parfois sa violence et ses extravagances sont des échappements et les prodromes de son activité prochaine.

Ses refus de marcher, d'agir, ses fatigues, ses impotences viennent l'avertir que les grands travaux ne lui conviennent pas et coïncident avec le virement de ses forces de l'extérieur à l'intérieur.

Ses névropathies annoncent l'ébranlement de ses entrailles, qu'un *impetum* s'y porte.

Ses douleurs de dents, ses névralgies préludent à celles qui la tourmenteront dans ses grossesses.

Sa recherche de la solitude sonne pour elle l'heure de la retraite, qui lui conviendra mieux désormais, et qu'elle devra subir trop souvent.

Dans sa morosité, sa tristesse et sa mélancolie pleines sans doute de bizarreries, d'illusions, d'imaginations, mais aussi d'excellents sentiments, on distingue une sorte d'étude et de recueillement : Elle se prépare sciemment, ou sans s'en douter, à ses sacrifices si nombreux, à sa mort même.

Elle se pleure d'avance ; ou bien si elle passe rapidement des larmes aux rires, c'est par une disposition de la nature, parce que tantôt elle devra rire et tantôt pleurer avec son petit enfant.

La Grand-Mère.

Affranchie des embarras de la première maternité, de cette maternité corporelle qui l'absorbe pendant 25 ans, délivrée de cette aptitude à devenir enceinte si souvent, la femme entre, de 45 à 65 ans dans une nouvelle phase de sa vie, dans sa véritable période d'invigoration. Comme la petite fille, qui s'élève pêle-mêle avec les petits garçons, elle se mêle alors plus librement aux hommes au milieu desquels elle a pour attraction et pour soutiens réciproques ses fils, ses neveux, ses intimes. Et si elle ne marche pas tout à fait du même pas que nous, elle nous tient de plus près : ses muscles sont plus fibrineux, ses os plus solides, son esprit s'est affermi et son cœur n'a fait que grandir.

N'ayant plus besoin de se lymphatiser, elle a un appétit plus soutenu ; Elle n'a plus ses maux d'estomac, ses nausées, ses vomissements, ses dégoûts, ses troubles gastriques, qui l'ont tant obsédée et tant affaiblie. Sa nutrition est plus régulière, plus fructueuse, ou ses dyspepsies d'alors sont plus analogues à celles qui n'épargnent pas les hommes.

Elle est délivrée de ses leucorrhées qui lui tiraillaient l'estomac: et encore c'étaient moins ces pertes réelles qui la fatiguaient tant que la fabrication de ces sucs leucorrhéïques en dedans d'elle. Les forces qui servaient à cette sécrétion ou plutôt à cette décomposition de ses tissus lui restent en bénéfice.

Elle n'a plus besoin de cette suractivité fiévreuse, inquiète des fémelles qui ont à nourrir leurs petits, ni de cette accumulation de fluide nerveux pour ces fonctions si multipliées et si actives: aussi ses névralgies qui l'énervaient diminuent et cessent, et lui constituent de nouvelles forces. — A cette étape, elle va dépenser dans la vie de relation ce qu'elle économisait et concentrait pour sa vie viscérale. Elle sort de ce vague, de ce vertige stomacal, de ce labeur organique qui la paralysait, l'obscurcissait et lui ôtait de ses moyens.

La grand-mère, ou celle qui pourrait l'être, la femme autour de 45 à 50 ans, n'est qu'à moitié-chemin de sa carrière, n'a rempli que la moitié de sa tâche et a encore dans l'humanité un rôle magnifique et des plus utiles.

Dégagée des attractions et des attaches

passionnées qui nous rendaient très-jaloux d'elle, qui nous portaient à l'asservir, à la circonvenir, à l'isoler, à en faire exclusivement la nôtre; rendue à la liberté par notre modération, notre raison et de nouvelles circonstances, elle apparaît dans toute sa générosité, dans les élans les plus purs de son cœur. Elle continue d'aimer, parce que aimer et avoir pitié sont dans sa destination: elle a un entraînement qui la porte à s'attacher, à se dévouer, à soigner quelqu'un. Elle est plus faible que l'homme qui a à la protéger en grand, à lui amasser ses moyens d'existence; mais ces moyens doivent passer par ses mains, être préparés, modifiés par elle qui en est la véritable dispensatrice. L'homme est bien son tuteur, mais elle lui rend largement l'appui qu'il lui prête.

La jeunesse de la femme est un épisode, un chant de sa vie, sa vie cachée ou restreinte; sa période depuis 45 ans est son rôle ferme et public, sa participation aux événements et aux travaux de ce monde. Fortifiée dans son corps, elle fournit l'*ouvrière;* affermie dans son esprit, elle fournit *la femme supérieure*, la bonne conseillère, la bonne directrice de sa maison, etc.

Elle continue de protéger ses enfants devenus grands, des adultes, des hommes faits, mais on distingue sa tendance marquée à s'occuper des plus petits, *de minimis præsertim curat.* Elle s'associe bien à ses fils, à leurs carrières si variées, si tourmentées; elle reste bien rivée à son mari, avec lequel elle doit plus que jamais faire cause commune pour la famille, dont l'évolution est si prolongée.

Mais on la retrouve de préférence auprès de sa fille mariée: elle l'initie aux secrets, aux charges de la maternité; elle la fait profiter de son expérience dans ses grossesses, dans ses couches, dans ses soins de l'enfant. Non-seulement elle l'instruit, mais elle la supplée dans ses moments, dans ses jours d'incapacité, et l'aide puissamment. La grand-mère contribue presque autant que la mère à l'élevage des enfants, et cet entraînement elle ne le puise pas dans son *utérus qui s'est oblitéré*, mais dans *son cœur* qui reste constamment *vivace.*

La Femme stérile.

L'élevage de l'enfant est une si grande charge pour la femme que ni la mère ni la grand-mère ne peuvent y suffire : aussi Dieu a-t-il créé une réserve immense de femmes stériles, une sur six, suivant les statistiques.

Ces stériles, mal nommées, car elles sont éminemment utiles, ont un grand rôle dans l'humanité : elles sont destinées à remplacer tant de mères utérines qui succombent, à leurs couches ou d'une manière prématurée, et font défaut à leurs enfants, à en aider tant d'autres qui sont insuffisantes.

Elles n'ont pas une place directe, à point nommé, une succession visible à première vue ; mais elles se décident en substitution ou en renfort, ça et là, tôt ou tard, plus ou moins à propos, dans la masse des populations, où elles apportent leur contingent de bons offices. Il s'en présente deux ou trois pour un même enfant et une seule à peine pour un grand nombre : ce sont là les hasards de la fortune, la richesse et la misère, l'abondance ou la disette, la prodigalité des dons et l'indigence. Deux ou trois oncles autour d'un héritier, entassant les ressources, les avantages, constituent des éléments de développement et de succès. Les éleveurs imitent ces chances en donnant deux ou trois vaches à teter à un veau qu'ils veulent pousser. — Mais combien d'orphelins, combien de pauvres succomberaient au dénuement, aux privations, au découragement, au manque de direction sans les mères adoptives, dont nous venons de révéler la légion.

Elles ne s'en doutent pas et personne autour d'elles ne les soupçonne : Dieu a pour elles tant de ménagements qu'il ne les affiche pas, ne les disgrâcie pas et qu'il n'éloigne pas d'elles. Elles ont les mêmes apparences, les mêmes attributs, souvent, qui plus est, elles semblent mieux dotées. Pour plus d'illusion, il établit entre elles et les femmes fécondes une transition, la classe des dysgénésiques ou de celles qui conçoivent difficilement, à peine une ou deux fois dans leur existence. Ils les entretient indéfiniment dans l'espérance par des exemples de grossesse tardive, après 5, 10, 15, 25 ans de mariage, et cela dans chaque groupe, parmi leurs parentes, leurs amies ou leurs connaissances tout à fait à leur portée.

Quand on remarque ces femmes à l'âge où la stérilité se prononce et manifeste ses effets, depuis la trentaine, on s'aperçoit qu'elles sont plus fortes, mieux conservées, qu'elles ont accumulé en dedans et autour d'elles plus de ressources, plus de biens; qu'elles sont susceptibles de fournir beaucoup plus; que leur cercle est moins restreint que celui des mères propres; qu'elles peuvent davantage dans la masse du peuple et des orphelins.

Cette aisance, cette liberté, cette musculation, cette constitution plus robuste d'où viennent-elles? De ce qu'elles se sont moins prodiguées, moins partagées. C'est ce qui m'a fait envisager *la stérilité comme une force réservée* dans un autre but, dans un autre sens. Cela est si vrai que bien de leurs compagnes surprenant leurs avantages, cherchent à les imiter, à se stériliser, à restreindre le nombre de leurs grossesses épuisantes et le nombre de leurs enfants ruineux pour leur corps et pour leur bourse. — La nature, dans les végétaux et les animaux fait pas mal de stériles : les uns sont des tuteurs, les autres sont pour la beauté, les autres pour la force du genre. Ainsi fait l'agriculture, elle détermine des fleurs doubles pour l'ornement de nos jardins, elle rend des animaux neutres pour un rendement plus grand dans une certaine direction, pour obtenir plus de travail plus de docilité, plus de graisse plus de développement.

J'expose préalablement ces aperçus pour préparer à l'aspect sous lequel j'ai entrevu la stérilité, mais mes maîtres, mes amis et les auteurs dont je discute ici les opinions, ne l'ont point vue ainsi : ils écrivent qu'elle tient à une maladie locale, ou à une disposition défectueuse des organes et ils l'attribuent : « à » un gonflement intérieur du col ; — à la co- » arctation du canal cervical ; à des brides, » à des adhérences, à des occlusions de ce » canal ; — à l'allongement hypertrophique » du col et au rétrécissement de son canal » par compression de ses parois ; — à des » ulcérations ; — à des granulations ; — aux » engorgements quelconques, comprimant, » fermant plus ou moins le canal ; — à l'in- » flammation chronique du col ; — à l'endo- » métrite ; — à la glaire utérine, visqueuse, » épaisse, adhérente, pseudo-membraneuse, » peut-être purulente, et constituant un bou-

» chon, une barrière infranchissable, ou un
» milieu fâcheux qui tue ou intercepte les
» spermatozoaires; — à des situations vicieu-
» ses, trop haute, trop basse, déviée à droite,
» à gauche, en avant ou en arrière; — à la
» faiblesse générale; — au lymphatisme; —
» aux leucorrhées trop abondantes — etc.,
» etc. »

Je laisse au lecteur le choix entre ces raisons matérielles et mes opinions philosophiques.

Je dois dire cependant que je n'y suis pas arrivé de prime-abord. J'ai suivi, j'ai expérimenté les pratiques que je viens de résumer. Mais après mes insuccès, au spectacle de ces femmes magnifiques, aux plus belles apparences; — après m'être assuré, souvent et positivement, qu'elles étaient bien organisées à l'intérieur, je me suis ému et j'ai cherché.

C'est alors que j'ai découvert et compris les usages de la glaire utérine! J'en ai inféré que toutes les fois que la matrice aboutissait à sa place, qu'elle était perforée et traversée par la glaire séminifère, la femme était dans de bonnes conditions anatomiques, apte organiquement à concevoir ; — et que lorsque la fécondation n'avait pas lieu, c'était pour nous un inconnu, un mystère, une intention de la nature contre laquelle nous n'avions pas grand chose à oser.

J'ai compris les scrupules, les cas de conscience, les hésitations de certaines femmes pour entreprendre quoi que ce soit contre la volonté de la Providence et leur destinée. Loin de les violenter, je les ai félicitées et affermies dans leur résignation.

C'est, entre autres, une femme primitive de la campagne qui m'a mis dans ce chemin. — Jolie, naïve, 30 ans et n'en paraissant pas 20, mariée depuis 12 ans, elle vient ainsi me consulter : Monsieur, on dit que les médecins peuvent faire faire des enfants à volonté et nous en voudrions bien un !..... Je lui expliquai les désobstructions et les dilatations que je pourrais lui pratiquer..... Elle revint le dimanche suivant avec son mari et ils me répondirent que s'ils ne se fût agi que d'un conseil, que d'une petite chose à faire, ils l'eussent tenté ; mais que pour de l'extraordinaire et des opérations, qui ne sont peut-être pas bien permises, ils ne se décideraient pas; — qu'ils avaient commencé à adopter un enfant de leur frère et qu'ils continueraient jusqu'à de nouveaux événements. — Ces gens là étaient dans le vrai!

A celles qui ont de la tendance à se fixer ainsi, je leur conseille de s'attacher à un préféré ou d'adopter un orphelin. — A celles qui ont le cœur plus vaste j'ouvre les horizons des bonnes œuvres, de la charité publique. — Aux autres, qui ont beaucoup d'entrain, je leur dis : amusez-vous, convenablement, profitez de votre santé, de vos loisirs, de votre liberté, de votre fortune.

Mais je les ramène toutes à ce principe qu'elles sont réservées tôt ou tard, pour le bien particulier à grossir, ou la bienfaisance générale à exercer; pour aider et suppléer; que la maternité ne consiste pas seulement à mettre les enfants au monde, mais aussi à les élever; que l'élevage parmi les hommes est indéfini et demande considérablement de soins, soins de notre vivant, soins après notre mort ou de succession; et qu'il y a autant et plus de mérite aux yeux de Dieu et de la Société à devenir Mère de par le cœur et le sentiment, par le dévouement et l'assistance constante, qu'à l'être de par l'utérus seulement.

Les Religieuses

Utilisant cette faculté de mobilité, de virement de concentration de ses forces dans telle ou telle direction, la femme s'impose volontairement la stérilité et se fait religieuse en très-grand nombre. Inspirée de Dieu, émue des misères d'ici-bas, elle se réserve et se dévoue. Elle renonce à être mère particulière, limitée de quelques-uns seulement, pour devenir mère générale ou d'un plus grand nombre. Elle recueille les nouveau-nés abandonnés, protége les orphelins, secourt les malheureux, et élève surtout les enfants, tant cet élevage est une œuvre colossale, tant l'assistance directe et indirecte est nécessaire et se trouve accumulée dans ce but.

Elle quitte sa propre famille pour adopter la famille de tous. Elle met une barrière entre elle et le monde, elle se sacrifie ostensiblement, et ainsi sacrée, une cornette ou un voile sur la tête et un chapelet au côté, elle se répand dans le public, partout où il y a un service à rendre, une assistance à apporter; ou bien elle se renferme dans un cloître. Elle abaisse bravement la pelle par laquelle ses forces se seraient échappées, pour les faire refluer dans son corps et dans son esprit. Et ainsi corroborée, soutenue des hommes et de Dieu, elle s'adonne au bien commun, ou à la contemplation; mais plus particulièrement à l'élève de l'enfant, qui demande de si grands soins, au soutien des malades, des infirmes et des pauvres qui, dénués de ressources, ne sont que des grands enfants.

On a bien voulu englober les religieuses dans le système utérin que nous combattons, mais elles ont résisté, répondant pudiquement, *non possumus*, nous ne pouvons pas croire que nos indispositions viennent de là. Ensuite elles ont été affermies dans cette répugnance et dans ce refus insurmontable par leurs supérieures éclairées sur la valeur de ces modes de pansements, et le spéculum s'est brisé à la porte des couvents, ou il est resté, ce que je tolère, pour les occasions exceptionnelles.

Cet argument tiré des vierges saintes a une grande portée : leur nombre est immense, il dépasse 100,000 en France, et des exceptions par centaines de mille ébrèchent largement un système.

Elles sont cependant bien de la même pâte, de la même organisation des autres vierges du monde, mais elles sont mieux dirigées, mieux protégées et on les a respectées.

Quels enseignements n'avons-nous pas à prendre des hygiénistes religieux qui dominent si bien les femmes entrées dans leurs ordres! et que d'excellents exemples ne nous fournissent pas ces admirables personnes ?

Si vous admettez pour les religieuses des circonstances atténuantes; si le respect et leur résistance vous arrêtent, pourquoi agir différemment dans le monde! N'y avez-vous donc pansé que des courtisanes et ne possédez-vous pas dans vos familles, parmi vos amies, des vierges aussi pures et dignes du même respect!

Et si les religieuses peuvent guérir sans vos semblants d'opérations, pourquoi en affliger les autres femmes? Empruntons-leur plutôt ce qu'il y a de bon, de salutaire, de calmant, de régulateur dans leur discipline, à leur hygiène, à l'emploi de leur temps, de leurs forces, à la bonne direction donnée à leur corps et à leur esprit.

Toute dans le Cœur

Si nous considérons que l'utérus chez la mère n'a qu'une existence temporaire, d'une vingtaine d'années; — que chez la grand-mère il s'oblitère déjà, autour de 45 ans, alors qu'elle est en pleine vigueur; — qu'il n'a qu'une existence latente chez la femme stérile de la nature; qu'il est encore plus comprimé chez la femme volontairement stérile de la société, chez la religieuse, chez la tante et la sœur dévouées: — Nous arriverons à cette conclusion que l'aphorisme de Van Helmont, qui a fanatisé la plupart des médecins, *Mulier tota in utero*, est une exagération malheureuse, une injustice des plus grandes commises contre la femme, et dont il importait de faire le procès.

Au contraire si nous tenons compte des immenses services, des élans de la femme, de son affection, de son dévouement et de sa passion pour l'enfant, toute sa vie durant; qu'elle soit mère utérine ou adoptive : nous serons plus autorisés à placer son principal mobile dans *le cœur*, siége accrédité des meilleurs sentiments, le cœur qui doit en effet nous mettre au niveau de toutes les occasions de la vie et qui n'est pas temporaire, lui, qui est le dernier mourant de nos organes, comme l'a proclamé le grand Haller, *l'ultimum moriens!*

La part des Symptômes généraux

dans les Maladies spéciales de la Femme.

Les douleurs de reins dont on a fait le symptôme pathognomonique des maladies de l'utérus n'appartiennent pas à ces lésions légères ni à l'utérus même.

Elles partent de l'état général, elles sont de nature névralgique, elles sont des irradiations de ce foyer d'activité, de cette congestion nerveuse qui s'établit dans le bassin pendant toute la durée de l'aptitude de la femme à devenir mère.

Toutes ces variétés de douleurs, toutes leurs nuances, leurs bizarreries, leurs singularités décrites avec tant de minuties par les gynécologistes, accusent et trahissent ce caractère névralgique.

« Qu'elles siégent dans le dos, dans les » reins, dans les lombes, au *sacrum*; — dans » les régions iliaques, hypogastriques, ova- » riques, droite ou gauche, la gauche de » préférence; — dans les aines, dans les » hanches, dans les fesses, dans les cuisses; » — autour de la crête de l'os des îles; — en » avant et en dedans sur le trajet des nerfs » crural et obturateur, en arrière sur le » trajet du nerf sciatique et de ses divisions.

» Qu'elles soient mobiles ou fixes, sous » forme de pesanteur au périnée, ou d'élan- » cements et de traits; — sourdes, obtuses, » ou vives et atroces; — qu'elles ne laissent » à la femme aucun moment où elle soit par- » faitement libre; — que la marche, le saut, » la station debout ou couchée, que les » secousses en voiture, en chemin de fer,

» que la montée ou la descente d'un escalier,
» la descente surtout; que le contact ou la
» pression les réveillent et les exaspèrent. —
» Qu'elles empêchent absolument la marche
» ou qu'elles consistent dans de la lassitude,
» de la gêne dans les mouvements ou dans
» une station quelconque ; — que le toucher
» chirurgical ou les rapports conjugaux les
» renouvellent ou non. »

Toutes ces douleurs tiennent à de la névralgie pelvienne et sont des échappements de ce *Molimen*, de cet *Impetum*, de cette effervescence et de cette suractivité, qui se porte, se précipite et afflue dans le bas-ventre et qui tend comme une vapeur comprimée à se faire jour par toutes sortes d'issues.

Elle vient là, cette suractivité, dans ces parages, dans la cavité pelvienne et dans les organes qui y sont contenus, pour servir aux phénomènes vitaux, aux actes, aux travaux d'agrandissement, de construction de la chambre utérine et de fabrication du fœtus. La nature empressée, excessive et prodigue n'y fait pas parvenir juste et à temps choisi la quantité mesurée de fluide nerveux nécessaire. Elle y en attire, elle y en lance plus qu'il ne faut; par ondées, par poussées irrégulières; et toujours et indéfiniment, et pendant la gestation et en attendant, pendant la vacuité, durant les 20 ou 30 ans de jeunesse et de fécondité de la femme, et encore quelquefois après par habitude et réminiscence.

C'est de ce grand courant, il faut bien se pénétrer de cette idée, et permettre à nos convictions profondes de l'exprimer franchement et énergiquement, que jaillissent ou s'étalent et se tordent toutes ces névralgies protéïques ou caméléoniennes qui ont illusionné les médecins de notre époque; et non de ces misères qui affligent le col et dont nous nous sommes trop affectés, si démesurément que nous n'osons plus en convenir.

Je suis arrivé à résoudre ainsi ce problème par l'observation et la méditation, et pour ce petit coin de notre sujet par la contemplation sur le cadavre et sur le vivant de tous les organes adhérents ou aboutissants au bassin ou qui y sont placés : par exclusion, en voyant nettement que ces organes, os, ligaments, tissu cellulaire, muscles, tendons, nerfs, glandes, conduits, vaisseaux sont à l'état sain, à l'état parfait, à quelque chose près, et peuvent fonctionner aussi régulièrement, aussi bien que possible, c'est-à-dire avec les dérangements que la nature a permis, a voulus.

Ces dérangements que nous observons dans la musculation, dans certains organes et dans certains fonctionnements proviennent du choix, de la préférence que la nature donne alors aux fonctions génératrices. Elle néglige, elle entrave, elle suspend les autres au bénéfice de celle qui lui est le plus chère pour le moment. Elle suscite des incapacités, des faiblesses, des impotences pour se réserver la puissance, l'activité dans un sens, dans une voie qu'elle veut obstinément, qu'elle préfère à toutes. Les douleurs qu'elle soulève sont ses liens, ses entraves, ses barrages, ses moyens. Elle paralyse, elle empêche, elle suspend les grands muscles de la locomotion pour faire prédominer la viscéralité, le petit travail moléculaire, souterrain que nous méconnaissons parce que nous ne l'apercevons pas, mais que ses produits nous révèlent.

Quand nous sommes en présence d'un monument ou d'une œuvre d'art, nous nous écrions : que de matériaux, que de bras il a fallu pour construire un pareil édifice ; — que de forces raffinées, d'esprit, de précision, d'habileté pour sculpter un tel chef-d'œuvre ! Et en face d'une femme devenue monumentale, d'un nouveau-né, relativement énorme, et à la fois gracieux et vivant ; au spectacle des fonctions si complexes, si énergiques qui l'ont amené au monde, nous voudrions que ces opérations se soient accomplies avec rien ou peu de choses, sans préparation, sans une très grande activité !

Le bassin est en définitive le chantier où les matériaux sont apportés, où les ouvriers du corps, les influx nerveux sont le plus empressés. L'atelier où va se fabriquer *l'homonculus* ne diffère pas absolument des autres. Il est l'affluent d'un va et vient très-actif ; et il y a là aussi des fausses manœuvres, des accidents, du tumulte, de l'agitation et des troubles.

Symptômes de Voisinage.

Les symptômes de voisinage qui portent sur la vessie, le rectum et le vagin, envies d'uriner, ténesme, épreintes, douleurs, troubles de toutes formes, tiennent du spasme, du tic, de la convulsion fibrillaire, des névralgies et des contractions anormales qui les accompagnent.

« Dans ces envies d'uriner fréquentes, « impérieuses, tourmentant les malades nuit « et jour, la nuit surtout, causant au passage « la sensation d'un fer chaud, s'accompagnant « de douleurs à la région hypogastrique, le « long des uretères et des lombes, etc. » Il est impossible à un homme sérieux de voir autre chose que de l'hypesthénie, de la surexcitation et de l'ataxie vésicales.

« Ces douleurs, ces pesanteurs au fonde- « ment, ces défécations laborieuses, ces « constrictions anales et périnéales, » sur lesquelles les auteurs s'arrêtent avec complaisances, sont aussi de nature irritative. Il y a là névralgie et sous le stimulus de la douleur des coarctations, des crampes, des contractions anormales ou convulsives.

« La sensibilité exagérée du vagin, son « resserrement et le vaginisme, » autour duquel on fait tant de bruit, ne tiennent aussi qu'à de la surexcitation locale : c'est *un tic douloureux.*

Il en est de même des démangeaisons et des irritations de la vulve, avec ou sans excoriations, avec ou sans eczéma. — Ce sont des irradiations de la congestion nerveuse qui s'amoncèle dans le bassin.

Quant aux écoulements vaginaux, ceux qui sont séreux, mordants, fétides, purulents ou sanieux, indiquent des lésions graves.

Mais les innocentes flueurs blanches, muqueuses, glaireuses, catarrhales, sont physiologiques : elles ne proviennent pas des bobos du col ou du canal du col, mais bien d'une disposition naturelle, qui s'exagère, il est vrai, et qui dégénère en entraînement, en hypersécrétion. Sans doute elles sont désagréables, ennuyeuses, fatigantes, mais elles ne méritent pas les traitements sévères et topiques qu'on leur impose.

Troubles Fonctionnels

Les troubles fonctionnels de l'utérus, lorsqu'il est sain ou à peu près sain, ne viennent pas de lui-même, qui n'est qu'un instrument plus ou moins parfait, plus ou moins docile, mais bien de l'activité vitale qui l'anime au temps de la jeunesse, et qui est plus forte, plus faible, plus ou moins exacte, variée à l'infini.

Pour ce qui est des règles, l'utérus est un *filtre*, et « lorsqu'elles avancent ou retardent, » qu'elles sont plus ou moins abondantes, » qu'elles durent plus ou moins longtemps, » qu'elles sont plus ou moins colorées, que » leur éruption est plus ou moins laborieuse, » douloureuse ou non, » — ce n'est pas parce qu'il y a au col un bouton, une granulation, une ulcération, une péri ou une endo-métrite latente : c'est la vitalité qui pèche.— L'utérus par lui-même n'apporte de trouble, d'obstacles que dans ses grandes lésions, ses désorganisations que nous sommes bien loin de contester.

La répugnance aux rapprochements est une anomalie, souvent une bouderie, une sensiblerie que nous avons plutôt à faire surmonter qu'à encourager. Ecouter alors les doléances des femmes et ordonner la séparation est une grande faute qu'ont commise les gynécologistes : dans l'union intime des mariages où trop de discidences, trop de tendance à l'écartement se présentent, nous ne devons pas prêter notre autorité, fournir de prétextes à trop de divorces clandestins. Notre rôle se borne à la modération, à l'équilibre, à la pondération des conjoints.

Quant à la stérilité, tant que l'utérus est perforé et relié à la vulve par sa frange glaireuse, il n'y a rien à entreprendre : la fécondation est possible et si elle ne se réalise pas, la raison en est à la nature qui ne le veut pas, qui réserve cette femme pour sa légion des suppléantes, suivant nos interprétations. Mais les granulations extero-internes, le bouchon morveux, le catarrhe utérin, la constriction, le spasme, le gonflement des parois du canal cervical, la grosseur, la longueur du col, son hypertrophie, son inflammation latente ne sont pas les causes de l'infécondité, comme les auteurs le prétendent et l'écrivent. L'expérience et les faits sont en opposition, et les recherches les manipulations, les opérations auxquelles se livrent trop volontiers les médecins actuels sur les stériles sont indignes des disciples d'Hippocrate, d'une science qui remonte à Dieu même.

Symptômes éloignés

Je rends à l'état général les symptômes gastriques que les auteurs récents ont détournés et mis à l'avoir des maladies vénielles de l'utérus. Je ne saurais les énumérer un à un.

Mais le dégoût, l'inappétence et l'alimentation si capricieuse, si restreinte chez lesjeunes femmes, sont dans ma manière de voir des temps d'arrêt pour qu'elles puissent procéder à leur autophagisme : elles ont en effet à chaque instant à résorber leurs propres éléments, à les élaborer de nouveau et à composer leur limphe formatrice, qui leur est nécessaire, qu'elles doivent avoir en réserve et à l'avance pour leurs conceptions auxquelles elles sont toujours prêtes, ou pour leurs grossesses et leurs allaitements qui peuvent se répéter pendant 30 ans.

Leur appétit changeant est tantôt augmenté, et tantôt diminué, parce qu'elles doivent allier à leurs propres éléments des éléments nouveaux et en somme d'acquérir d'avantage.

Ces résorptions et ces additions nouvelles

sont un immense fonctionnement de leurs voies digestives : il s'accomplit quelquefois avec aisance, le plus souvent avec difficulté. — « Ces douleurs, ces crampes, ces maux » d'estomac, ces gastralgies de toutes formes, » ces pesanteurs, ces oppressions, ces ren- » vois, ces flactuosités, ces gênes, ces dou- » leurs sourdes ou aiguës, ces indigestions, » ces demi-digestions, ces troubles violents » ou dissimulés, » — tiennent à l'activité qui se porte alors dans les voies digestives et à la névralgie qui s'y mêle le plus souvent.

Leurs nausées, leurs vomissements, vestiges de ceux de l'imprégnation accomplie sont, dans des limites restreintes, des compressions, des malaxations des organes pour en exprimer la lymphe et les molécules constituantes, et les mettre en circulation. Quand la névrose s'y déchaîne, quand les vomissements deviennent répétés, et incoercibles, c'est un excès, un emportement, une maladie nerveuse, et par suite consomptive.

Leur constipation est une disposition à ne rien laisser perdre de leur nutrition, à pomper, à absorber tout ce qu'elles peuvent de leurs aliments ; à secréter le moins possible par l'intestin, à réserver tous les matériaux dans un autre but, pour d'autres voies? par exemple, pour les faire affluer dans les organes utérins ou mammaires.

« Leurs yeux cernés, leurs flétrissures, leurs traits tirés », — tiennent à la mobilité avec laquelle leurs sucs les plus frais se portent de l'extérieur à l'intérieur de leur corps, de leur visage si joli, de leur peau si tendre à leurs entrailles si généreuses.

Leurs fontes, leurs amaigrissements rapides tiennent à l'exagération de leurs dyspepsies, de leurs refus trop prolongés d'aliments, à leurs résorptions trop actives, à leurs pertes trop considérables, à leurs leucorrhées, à leurs ménorrhées trop abondantes. — Il semble que leurs éléments ne leur appartiennent pas, que ce n'est qu'un prêt qui leur soit fait, qu'ils ne doivent que passer chez elles; que la nature ne les avait rendues que dépositaires, qu'elle ne les nourrit que comme intermédiaires, pour nourrir ses plus petits enfants.

Mais si elles donnent largement, si elles prodiguent, si elles se dépouillent généreusement, elles réparent et se reconstituent avec une facilité surprenante. Elles ne restent pas longtemps *flétries, tirées, fanées :* comme des fleurs vivaces, avec un peu d'ombre et de rosée, en quelques jours de ménagements et de soins, elles reprennent leur éclat et leur beauté.

Elles perdent presque tout, sang, graisse, chairs, os ; elles sont vides, elles n'ont qu'à mourir, et elles renaissent, elles ressuscitent, elles se rembourent, elles se matelassent, elles reprennent des couleurs et des forces avec une rapidité et une souplesse étonnantes. J'admire et je salue du regard et du cœur chaque fois que je retrouve mes chlorotiques, mes anémiques, mes hémorrhagiques quelques semaines, quelques mois, quelques années après leurs grandes crises.

Leur cœur si exposé, si éprouvé, est très sujet aux palpitations. Eh ! comment en serait-il autrement, avec les efforts et les battements si violents, si profondément, si subitement changeants qu'il a à exécuter dans la vie des mères ! — Matériellement, tantôt il doit lancer et faire circuler des masses de sang doubles, triples que dans l'état ordinaire ; tantôt se suffire, entretenir la vie quand même avec des fractions, des quantités minimes, avec de la sérosité à peine rougie. — Dynamiquement, il doit vivifier, animer une corpulence énorme, faire marcher, courir, monter une obésité essoufflante. Il bat à se rompre dans les efforts désespérés de l'accouchement; il fait face aux élans, aux entraînements, aux travaux les plus actifs de la maternité et, brusquement, par la chute des événements, il se concentre, il s'étouffe, il se ralentit et s'immobilise pour l'incubation et les soins au berceau. — Moralement il battra ou se suspendra, prêt à s'éteindre, aux émotions que lui causeront les dangers, les accidents, les épreuves, les souffrances, les malheurs de ses enfants. — Avec une telle destinée, leur cœur impressionnable à l'excès est toujours frémissant et subversible, agité ou agitable. Il palpite à l'avance dans les petites occasions, en attendant les grandes, qui ne lui manqueront pas. — Mais, *j'en appelle à toutes les mères?* ce n'est pas parce qu'elles peuvent avoir un bouton, une excoriation au col de l'utérus, que leur cœur palpite ainsi!

Troubles des Fonctions cérébro-spinales

« Parmi les troubles des fonctions céré-
» brales, les auteurs mentionnent la céphalal-
» gie plus ou moins intense, pouvant occuper
» tous les points de la tête, mais particulière-
» ment le sommet et la région frontale ; — un
» état de découragement et de faiblesse d'esprit
« remarquable ; — une dépression des fonc-
» tions intellectuelles, souvent portée très-
» loin ; des hallucinations, des illusions, la
» crainte de l'aliénation mentale ; — la vue
» troublée, affaiblie ; — des bourdonnements
» dans les oreilles ; — la sensibilité cutanée
» quelquefois exaltée ; — l'insomnie ou un
» sommeil imparfait souvent interrompu par
» des rêves désagréables et des espèces de
» cauchemars. »

Ces faiblesses, ces incapacités sont très-vraies ; mais elles n'ont pas du tout l'origine que nos chers collègues leur prêtent. Elles proviennent du *virement des forces*, de *l'anima qui délaisse la tête pour se porter dans le ventre*. La preuve, c'est que les petites filles, *quasi fugientem bonum captantes*, comme se hâtant de saisir une instruction qu'elles seront bientôt forcées d'interrompre, sont aussi et plus intelligentes que les petits garçons, et que les grand-mères n'ont plus ces défaillances, ces imbécillités, ces dépressions, ces découragements. Cela tient à ce que l'influx vital abandonne, dégarnit l'esprit pour donner d'avantage à la viscéralité.

Voyez le chaos dans lequel nous jette une indigestion, les nuages qu'elle fait passer devant nos yeux, le trouble cérébral dans lequel elle nous plonge; voyez l'ignorance, la bêtise, l'infériorité des gens qui ne font que boire et manger, chez lesquels l'estomac l'emporte sur le cerveau, où l'alimentation prédomine sur l'intelligence? Les pauvres femmes sont par leur destination dans un état d'indigestion perpétuelle, de labeur abdominal incessant; la nutrition plus active à laquelle elles sont assujéties obscurcit chez elles la pensée, diminue l'esprit et lui ôte sa fermeté. D'où leurs embarras céphaliques, leurs troubles de l'ouïe, de la vue, leurs dépressions intellectuelles, le vague dans lequel elles s'égarent, le sentiment de leur incapacité, la crainte de perdre la tête et leurs peurs sous toutes les formes.

Leurs névralgies, leurs névroses, leur mélancolie, leur surexcitation cérébrale proviennent de la concentration de leur fluide nerveux, car elles en fabriquent beaucoup, et elles ne le dépensent pas du tout régulièrement. Leurs douleurs, leurs emportements, leurs convulsions, leurs folies sont des échappements vicieux. Mais leurs incapacités physiques et intellectuelles, exceptionnelles et paradoxales au temps de leur plus belle jeunesse, tiennent à ce que leurs forces sont retenues, détournées, réservées dans un autre but, au bénéfice de leurs entrailles.

La Part de l'Utérus.

Ce qui appartient à l'utérus c'est sa forme, — sa souplesse, — sa situation ; — et la possibilité de ses fonctions.

La forme conique est bien la plus parfaite ; — mais celle en boule, en tampon n'est pas moins naturelle. — La première est celle des enfants, des vierges, des femmes qui persistent ou qui reviennent avec beaucoup d'élasticité à l'état primitif. — La deuxième est celle des femmes mariées, qui ont eu des grossesses, des accouchements, dont le col a travaillé. C'est alors une couronne, un bourrelet plus ou moins régulier, un renflement, un tubercule, une sphère plus ou moins bien tournée, avec des variétés et des dissemblances à l'infini.

L'orifice du col est un méat, une petite fente, une ouverture circulaire, un museau plus ou moins bien réussi ; — ou un trou, béant, anfractueux, étonnant.

Les lèvres sont fines, minces, discrètes, gracieuses, je dirais presque distinguées ; — ou grosses, bouffies, scrophuleuses, épaisses, informes. Quelquefois déchirées, crénelées, elles avancent une languette ou présentent des interruptions et des échancrures. Tantôt c'est la postérieure, tantôt l'antérieure, celle-ci de préférence, qui est la plus grosse et la plus déformée.

Ces lèvres sont juxta-posées et résistantes, ou béantes et dilatables à admettre le bout du doigt. Cette disposition béante ou fermée a des caractères importants : — Le col ouvert ou cédant trop facilement indique le *Laxum* local et quelquefois général, la mollesse, la faiblesse, les pertes, les fatigues antérieures, la cachexie. — Rapprochées et solides, elles dénotent la vigueur, la tonicité, une meilleure constitution.

Epaissies, allongées, raffermies et resserrées, elles annoncent la fermeture de la chambre utérine et fournissent certains signes de la grossesse.

Que le col soit plus ou moins rond, plus ou moins gros, qu'il atteigne ou qu'il dépasse les 30 millimètres de diamètre que lui ont accordés MM. Bernutz et Goupil; tant qu'il est souple, mollasse ou ferme, on peut être rassuré et diagnostiquer l'état sain à quelques modifications près.

Cette fermeté, cette *souplesse,* cette élasticité, cet état naturel du col, flottant entre l'infiltration lâche et l'hypertrophie feutrée, méritent une grande attention. Il n'y a que lorsqu'il est dur, bosselé, inégal, mamelonné, déformé; — ou friable, se déchirant, saignant trop facilement, qu'il soit affecté de dégénérescence.

Le toucher, ce sens qui, suivant Buffon, redresse les autres, et qui ici doit l'emporter, suffit la plupart du temps à l'examen du col. Toutefois on tient à le dévoiler, on applique le speculum et on se trouve en face de ce gros bourrelet : — avec son trou informe, — des ulcérations sur les bords, — une grosse morve pendante ; — et dessous des rides, des rougeurs et des granulations se prolongeant dans le canal cervical !...

Sans doute les premières fois, — et pendant 40 ans, — ce spectacle a pu être étonnant, difficile à comprendre, et l'imagination s'en mêlant, courant à toutes sortes d'interprétations, on a pu regarder et présenter à la science cet état comme morbide.

Mais la découverte est faite, l'énigme est devinée, l'étoile a brillé au bout du télescope, l'*Innocuité de ces lésions véniellles a été vue :* Il n'y a plus qu'à en répandre la nouvelle et à la sanctionner par des témoignages *autorisés. Novus sol oritur*, une nouvelle ère médicale s'ouvre pour les femmes : elles vont être affranchies de ces appréhensions de cancers qui planaient sur elles comme un cauchemard général, et affranchies en nombre immense de l'*inquisition* hebdomadaire du speculum !

Si nous considérons en effet que de l'aveu même des spécialistes : « l'existence de ces « lésions est la règle et leur absence l'excep- « tion ; — qu'elles existent sans donner lieu

« à aucun symptôme caractéristique; — que
« la femme ni son médecin ne s'en doutent
« pas; — qu'on les soupçonne et qu'on les
« découvre, parce qu'elles sont très-communes;
« — que les symptômes éloignés les révèlènt
« surtout; — que les douleurs d'estomac sont
« le trouble prédominant qui les révèle; —
« etc., etc., etc. »

Si on considère qu'elles n'empêchent pas les fonctions, les règles et les conceptions, on s'accoutumera à cet état qui est l'état commun du plus grand nombre des femmes.

On regardera les ulcérations comme provenant des déchirures, des entamures si fréquentes de la muqueuse du col et de leur difficulté à se cicatriser. — On saisira les causes dans sa minceur, dans son affinement à mesure qu'elle pénètre dans l'infundibulum et le canal du col, où elle tend à disparaître; — dans les intumescences si répétées qui le font éclater; — dans les frottements qu'il peut subir; — dans les âcretés de toutes espèces versées autour de lui et qui le corrodent.

Les granulations proviennent de ces ulcérations passés à l'état chronique, en travail incessant de cicatrisations et de déchirures renouvelées, se cicatrisant mal, constituant des mamelons, des bourgeons qui ne peuvent se rejoindre, se niveler, se lisser. — Elles siégent dans l'infundibulum parce que c'est là, sur les lèvres du col et dans cet entonnoir que la muqueuse est plus ténue, plus altérable, a le moins de résistance.

Les engorgements sont liés surtout au tissu cellulaire prédominant dans le col, qui se trouve moins dur, moins feutré, moins musculeux que dans le corps de l'organe. Ce tissu s'infiltre d'une manière réitérée et amène des engorgements tendres, mous, œdémateux; — ou bien il s'hypertrophie avec quelques fibres muscullaires en supplément et constitue des engorgements fermes, — les uns arrondis, les autres conoïdes et sous forme d'allongement. — Les intumescences et les congestions incessantes du col préparent les engorgements; les engorgements préparent les hypertrophies.

Les grosses lèvres expliquent le grand trou, qui doit être comme le goulot d'une bouteille ou d'une fiole et conduire librement au canal du col. Elles pourraient être plus minces, mais comme portes, comme armature, comme défenses de la cavité utérine plus ou moins menacée, plus exposée chez les femmes mariées que chez les jeunes filles, la nature les grossit et les fortifie à dessein, pour mieux assurer son fœtus, objet de ses plus attentives précautions.

La glaire utérine blanche, opaque, jaunâtre, cuite, coagulée dans sa partie inférieure ou vaginale apparaîtra à mesure qu'on montera plus haut, qu'on la tirera du fond de l'organe, transparente, cristalline, admirable, et restera à jamais comme le fil d'Ariane qui doit conduire l'animalcule dans le labyrinthe utérin. Malgré ses modifications, ses altérations plus ou moins catarrhales, sa longueur et sa grosseur calibrée sur les dimensions de l'infundibulum, on cessera de la présenter comme morbide et on la proclamera bel et bien physiologique comme un moyen de fécondation, un obturateur mou et un conducteur de la semence dans le réceptacle de la matrice. — Et on se gardera bien désormais de l'arracher, de la brûler, de la détruire. — C'est par elle, en effet, que la nature assure et réalise ses générations dont elle est très-avide, très-soucieuse, et qu'elle ne pouvait laisser à notre indifférence et à notre merci. —Le col, avec sa glaire prolongée et flottante, est l'analogue d'un pistil, pistil sessile, pédiculé ou panaché, attendant son pollen au fond, au milieu de la corole, ou la dépassant et allant au-devant : ce qui explique ces grossesses inexpliquées, *sine intromissione*.

Pour ce qui est de sa situation, l'utérus se balançant follement sur une corde tendue en travers du bassin, et qui ne saurait être toujours raide ; variant fréquemment de volume; le tissu cellulaire des ligaments larges se fondant et se développant alternativement et faisant fonction d'un coin tenseur ou relâchant, donne lui-même l'explication des petits abaissements, qui n'ont pas l'importance qu'on leur prête. — J'ai été conduit à cette appréciation par cette remarque : que lorsque la femme est fondue, fatiguée, l'utérus baisse, et que lorsqu'elle est réparée, refaite, il remonte un peu. J'ai attribué ces modifications de situation aux modifications de tonicité des ligaments et des fibres de toutes sortes qui le suspendent, et au rembourrage de tissu cellulaire intersticiel qui s'en va ou vient suivant les oscillations de la santé. — Il y a donc une élasticité, un abaissement et un relèvement dans certaines limites, et on ne se hâtera pas de crier aux chutes de la matrice, de recourir aux pessaires et de placer sur ces différences de niveau une foule de symptômes éloignés et tout à fait étrangers, qu'accusent souvent les femmes et qu'on entretient dans cette croyance.

Les *écoulements* sont ce qui doit le plus mettre sur la voie des maladies utérines : toutes les fois qu'ils sont extraordinaires, ils devront inquiéter la femme et sa famille; et le médecin devra s'en préoccuper et les surveiller. Les écoulements motivent surtout les examens complets, et ils les réclament de nouveau lorsqu'ils récidivent avec intensité.

Mais je ne saurais trop le répéter, lorsque le toucher et quelquefois le spéculum ne révèleront que les états que nous venons de rappeler, il n'y a pas à s'inquiéter.

Toutes les fois qu'il ne s'agira que d'innocentes flueurs blanches, n'en cherchez pas la raison dans l'état local.

Lorsqu'au contraire les écoulements seront séreux, purulents, sanguins, sanguinolents, fétides, âcres, corrosifs, surabondants, l'indice est des plus graves : alors au toucher et librement, sans scrupule, sans réserve aucune pour le spéculum dont c'est le moment, *tempus et locus*, on s'assurera par tous les moyens d'exploration de la nature de l'affection. Si c'est une végétation, un cancroïde, des petits, de gros polypes, un squirrhe, une tumeur, une affection organique formée ou en évolution.

Relativement aux fonctions : quand elles seront possibles il n'y a rien d'étrange à entreprendre. Pour les règles, lorsqu'elles seront venues une première fois, qu'elles soient plus ou moins régulières, il n'y a pas à viser à une précision mathématique et à en chercher les dérangements dans l'état local, les cas de grossesse réservés. Quant au reste, lorsque le doigt peut pénétrer et découvrir le col perforé et souple et sain, par toutes les descriptions que nous venons d'en faire, il n'y a rien à tenter, à oser de direct, d'instrumental, de profane.

Pour les symptômes éloignés qu'on a

accaparés et prêtés à la matrice, on se reportera à ce que nous avons dit.

Un dernier mot sur les Flueurs blanches.

Un de mes amis, professeur et académicien, me disait dernièrement qu'il avait beau lire et étudier sur ce sujet, qu'il ne pouvait s'expliquer les humidités dont les femmes sont baignées? En attendant, il s'obstine à en chercher la cause dans l'état local, dans les glandules de la muqueuse vaginale, et son traitement consiste dans des badigeonnages et des bourdonnets chargés de substances médicamenteuses. Sans doute ces glandules sont quelquefois plus développées, la muqueuse rougie et tuméfiée; mais c'est l'effet de l'hypersécrétion, effet qui ajoute quelquefois à la cause.

Je ne saurais trop insister sur ce point que, sauf les exceptions que j'ai signalées, sauf les cas de maladies historiques, bien avérées, la source de ces humidités ou de ces leucorrhées plus ou moins abondantes provient de ces fluxions permanentes ou souvent réitérées qui se font dans le bassin.

Le col de l'utérus et le vagin sont les émonctoires, les issues, les égouttoirs par lesquels s'échappe le trop plein. Ce qui s'échappe en définitive, c'est de la sérosité, de la lymphe, des mucosités ou du sang. Et ce sont précisément les éléments qui sont nécessaires au terrain dans lequel le germe doit se développer et dont doit se composer le nouvel être : beaucoup d'eaux, immensément d'eaux (de là les humidités); beaucoup de lymphe (de là les flueurs blanches), et bientôt du sang (de là les pertes sanguinolentes ou sanguines).

Toutes les fois que vous avez affaire à des femmes honnêtes et pures, exemptes de maladie *véritable* de ces régions, et unies à des maris propres eux-mêmes, vous pouvez affirmer que leurs flueurs viennent d'un état général, d'une disposition naturelle, exagérée momentanément ou habituellement chez quelques-unes.

Quant aux courtisanes et aux femmes contaminées, il y a chez elles ce même fond considérable de flueurs; — et en supplément les écoulements provoqués par les virus, par les âcretés qui y sont mêlés, et par les lésions locales qui s'y sont établies. Mais ces écoulements pèchent plus encore par leurs viciations que par leurs quantités, et pour ces personnes, la question est plutôt une question de *dépuration* que de *tarissement.*

Ubi tot et tanti fluxus, ibi immensi stimuli, là où il y a tant et de si grands afflux il y a immensément de stimulus, beaucoup d'activité pour employer, pour agencer, pour organiser ces gouttes d'eau, ces molécules, ces filaments, ces sels en dissolution. C'est de cette masse, de ce foyer de stimulations que proviennent ces sensations si variées, ces malaises, ces spasmes, ces vibrations, ces poussées, ces impatiences fibrillaires et cellulaires qu'accusent beaucoup de femmes et que recherchent tant de médecins.

Mes contemporains me font le chagrin de repousser passionnément mes opinions; mais je ne désespère pas que la postérité reconnaisse que du même coup j'ai mis à découvert *la source des leucorrhées* et celle des *perturbations nerveuses, des névralgies, des névroses pelviennes de la femme.*

J

La part du Traitement général et du Traitement local

Les prémisses que nous avons posées et quelque peu développées, nous conduisent forcément à ces conclusions : — que les symptômes éloignés ou généraux attribués à l'utérus ne lui appartiennent pas ; — et que ses lésions vénielles, ses écarts de son type le plus parfait, ne le font pas sortir de son état physiologique, n'empêchent pas ses fonctions et constituent pour lui un état commun et innocent.

Par conséquent la médication ïatro-physique, — mécanique et chimique, si largement introduite dans la médecine des femmes, est une *erreur !*

En vain me criera-t-on : « mais vous bou-
» leversez l'ordre des choses établi depuis
» 40 ans : les maladies utérines récentes
» sont un progrès, un fait acquis, appuyé
» sur de grands noms, sur des rangées de
» livres, par une presse zélée et sur des fais-
» seaux d'instruments. Elles sont passées

» dans nos mœurs. Il est si difficile de guérir » les maladies nerveuses ; les femmes » avaient accepté ces examens; c'étaient des » espèces d'opérations qui les impression- » naient et qui ne laissaient pas de nous être » avantageuses. Vous n'êtes pas aimable de » nous ôter ce moyen. »

Mes chers confrères, et vous tous mes amis, qui êtes engagés dans cette pratique, je n'ai pas l'intention de vous être désagréable, ni d'offenser, ni de blesser qui que ce soit de vous, et surtout de faire la moindre personnalité. Mais vous me permettrez de vous répondre : que le fait n'est pas acquis, qu'il n'est qu'en expérimentation, que la science marche lentement, que 40 ans ne sont qu'un jour dans son existence, que dans ses tâtonnements elle nous égare quelquefois, mais que tôt ou tard elle nous met et nous affermit dans le bon chemin.

Vous avez suivi un novateur enthousiaste qui, sans méditation, vous a entraînés dans une voie de travers; laissez-vous ramener par un autre guide; celui-là ne vous surprend pas, ne vous précipite pas, il vous met cartes sur table; voyez par vous-même, appréciez ses longues études, ses révélations, ses explications, et jugez sans passion, si c'est possible.

Après tout, le dommage ne sera pas si grand : avant 1820, on ne passait pas ainsi au spéculum la généralité des femmes et elles ne s'en trouvaient pas plus mal. On reviendra à cette réserve séculaire, à cette pudeur native qui est naturelle dans le genre homme.

Après la physiologie médicale de la femme que nous venons de lire, après les arguments énormes que nous avons fait avancer et que nous avons accumulés autour de cette grande question, notre siége est fait : et, si hautes qu'on les ait montées, les tours des maladies utérines n'ont qu'à s'écrouler, — plus ou moins prochainement.

A peine si j'aurais besoin maintenant d'entrer dans les détails, et je désirerais m'en tenir là ; cependant, pour être plus complet, pour répondre plus directement au programme proposé, nous allons continuer.

Cautérisation

Que voulez-vous, en effet, que je vous dise des cautérisations, depuis les plus bénignes jusqu'aux plus émouvantes, depuis le vulgaire nitrate d'argent jusqu'au terrifiant fer rouge!

Sans doute elles aident quelques ulcérations à disparaître, mais le plus souvent elles échouent; et nous sommes deux, trois, dix, successivement, après la même personne, avec des caustiques très-variés, pour venir à bout de ces lésions tenaces.

D'ailleurs, le col est si peu sensible, c'est si bien un plastron, un bouchon, un goulot, un humble portier, un agent des plus secondaires, que *tout brûlé qu'il est,* si la brûlure n'a pas été étendue aux parties voisines, *le jour même*, la brave mère de famille se lève et travaille dans son ménage; — la mondaine, vous la surprenez en visite ou à la promenade; — et la bacchante, vous apprenez qu'elle a passé sa nuit en orgie. — Il n'y a que la mélancolique et la craintive, que vous avez stupéfiée, qui reste assujétie au lit, à la chaise-longue, à l'immobilité.

Le résultat est si médiocre que les explorateurs audacieux vont de plus en plus loin, à l'inconnu : le col qu'ils ont tant foulé impunément ne leur suffit plus, ils écartent ses lèvres, tant qu'ils peuvent, — avec des pinces, avec de l'éponge préparée, avec de la laminaria digitata; ils dilatent son canal; ils soulèvent, ils arrachent le bouchon muqueux, la barrière délicate que la nature a placée là; et ils vont chercher les ulcérations, les granulations, les rougeurs radiées les plus profondes. — Avec une curette ils raclent, il font saigner ces tissus tendres, ils cherchent à extraire des productions qu'ils appellent pseudo-membraneuses, qu'ils soupçonnent puriformes; — avec des sondes, des injections, ils s'efforcent de pénétrer dans le tabernacle utérin ! — Ne trouvant plus de crédit pour leur inflammation, latente, chronique du col, ils annoncent qu'elle est plus haut, plus profondément, et ils créent une endo-métrite que les adeptes admettent et font admettre parce qu'on ne la voit pas !....

Et toutes ces manœuvres et tous ces écrits, quand la glaire utérine, que l'organisme reforme quelques minutes, quelques heures après, est naturelle! — quand les congestions, les humidités qui imbibent et baignent les jeunes matrices sont de la sève, des congestions physiologiques! — que doit dire le bon Dieu lorqu'il met le nez à la fenêtre de nos spéculum?

Cependant les cautérisations constituent le moyen capital de ce système : — Pour les pratiquer on applique le spéculum; on nettoie bien le col et on le touche extérieurement et intérieurement, dans le canal cervical, sur les points affectés, avec le caustique dont on a fait choix. Puis on fait des injections pour rafraîchir la circonférence des parties brûlées et pour entraîner les bavures de l'agent chimique qui pourraient se répandre autour et irriter les parties voisines.

Les caustiques sont infiniment variés, les uns solides, les autres liquides : ceux-ci sont portés à l'aide d'un pinceau, et chacun a sa préférence pour tel ou tel d'entre eux. Les solides comprennent l'azotate d'argent, le caustique de Filhos, le caustique de Vienne, la potasse caustique, différents trochisques, différents crayons médicamenteux qu'on introduit et qu'on fixe dans le canal cervical. Parmi les liquides on compte l'azotate acide de mercure, les acides hydrochloriques, nitrique, sulfurique, phénique, le chloral, etc.; des solutions de sels, des teintures; puis des poudres siccatives, astringentes, portées avec des bourdonnets, des tampons, des pinceaux, etc. Ces moyens sont trop connus pour que nous insistions sur leur énumération et leur application.

Enfin on emploie le fer rouge, et je l'ai souvent préparé et emmanché à cet effet; mais pour les lésions vénielles, c'est prendre la massue d'Hercule pour écraser un ciron, et dégaîner un grand couteau à amputation afin de pourfendre un furoncle. — Son emploi doit être réservé pour les cancroïdes, pour les végétations polypiformes, pour les hémorrhagies avec lésion organique ou consécutives à de grandes opérations, — et ces occasions sont rares.

Les cautérisations se répètent tous les 8 ou 10 jours, à des intervalles plus rapprochés ou plus éloignés, suivant une foule d'opinions ou de circonstances. Leurs effets sont de nettoyer le col et l'ampoule où il est logé, d'aviver un peu ces surfaces et de porter un grand coup à l'imagination si impressionnable des femmes, car les cicatrisations complètes, permanentes, sont difficiles à obtenir; et la disparition des symptômes que l'on veut combattre n'est pas du tout en rapport avec les modifications des ulcérations : de ces malades les unes se disent mieux, les autres retombent fatalement dans leurs indispositions; les unes ont les mêmes souffrances sans ulcérations ou cicatrisées; les autres vont tantôt passablement, tantôt mal, suivant la mobilité féminine que nous avons exposée.

C'est donc dans notre expérience, d'après nos études, et d'après l'opinion intime de beaucoup de médecins existants, un moyen illusoire la plupart du temps et auquel le *vir bonus medendi peritus* doit renoncer : pour les adolescentes, pour les religieuses, pour les dignes filles du monde, et pour les jeunes femmes, nos sœurs, nos filles, nos parentes, nos amies, des créatures de Dieu que nous devons au moins respecter.

Je ne fais d'exceptions que pour les ulcères larges, profonds, inquiétants, menaçant de dégénérer, et pour ces lésions organiques bien accusées, admises par l'aréopage des médecins classiques et que j'ai eu soin de signaler et de bien mettre en relief.

Les engorgements et les hypertrophies sont moins courus, moins recherchés et moins tourmentés que les ulcérations. Cependant on leur oppose aussi une foule de topiques plus ou moins résolutifs, et quelques chirurgiens (je ne nomme pas lorsque je combats), pratiquent un certain morcellement ou l'amputation du col. — En discutant avec mes amis, je n'ai jamais pu tolérer ces amputations dont je ne conçois pas l'opportunité toutes les fois que le col n'est qu'engorgé ou hypertrophié, c'est-à-dire sain. Il n'y a que ses hypertrophies démesurées ou éléphantioriques qui comporteraient pour moi ces opérations, ou des dégénérescences. Et encore, lorsque l'utérus dégénère, est-on sûr de l'endroit où le mal se limite? Ces ablations du col me paraissent d'autant moins nécessaires, que ces engorgements n'empêchent pas les fonctions, avec la glaire utérine et le canal cervical perméable; et qu'elles ne sauraient causer les symptômes de gêne locale et les réactions éloignées qu'on leur attribue. Les femmes qui peuvent supporter de gros, de longs pessaires, peuvent bien s'accoutumer à des augmentations progressives de volume de 30 à 40 millimètres et au-dessus.

Les *pessaires*, moins dangereux, sont beaucoup plus employés : je les admets dans les chutes de matrice débordant ou affleurant la vulve; mais dans ces abaissements problématiques de quelques millimètres, « tou-
» tes les fois que le col n'est plus qu'à 50 mil-
» limètres au-dessus de l'orifice vaginal », je n'en suis point partisan. Les pessaires sont incommodes, mal propres, ils excitent des sécrétions irritantes, fétides, ils entravent les fonctions et ne remédient guère aux indispositions contre lesquelles on les dirige. Ils soutiennent mal et ils appuient plus désagréablement sur l'anneau et le sphincter du vagin que les cols bas. — J'en affranchis la plupart des femmes que je soigne de seconde main et beaucoup m'en remercient.

Je ne tiens compte non plus que des antéversions et des rétroversions considérables; — et je n'approuve pas les pessaires à tige, à redresseur implantés dans le canal du col.

Les ceintures hypogastriques pour soutenir une matrice qui serait menacée de tomber, et dont les femmes impressionnables ne peuvent plus se passer une fois qu'on les y a assujéties, me semblent souvent à réformer et à déposer à l'arsenal des armes inutiles. — C'est cette partie que j'appelle la médication ïatro-mécanique, faisant suite à la médication ïatro-chimique des caustiques, et sur laquelle il y a bien une certaine réforme à faire.

Enfin dans notre surprise des maladies utérines et dans nos exagérations, nous avons pensé que ces petites lésions empêchaient les fonctions, et nous avons dissuadé des grossesses et interdit les rapports conjugaux : c'est une double faute aux dépens des conceptions qui sont très-possibles, très-fructifiables et plus nécessaires que nous le pensions d'abord; et au point de vue de l'union des époux entre lesquels nous n'avons pas à intervenir. Ils comprennent leur réserve dans les maladies aiguës et graves; mais dans des états qui ne sont pas des maladies, nous devons observer la discrétion du prêtre au confessionnal, et laisser les mariés s'équilibrer entre eux. Nous ne devons pas fournir de prétextes, d'excuses aux écarts de conduite, et séparer deux êtres qui n'en doivent faire qu'un.

Mes idées sur la stérilité sont si neuves qu'on ne les acceptera pas de prime-abord. Je pense cependant avoir sonné un fameux réveil à leur sujet : ma théorie deviendra un frein puissant aux tentatives qui sont trop généralement entreprises; je crois que j'aurai allumé un réverbère gênant à la porte de ces officines ténébreuses où on exploite indignement les femmes stériles, où on leur fait toutes sortes d'opérations, de pratiques dont le latin même ne pourrait braver les descriptions. — Toutes les fois que l'utérus est perforé et qu'il étale sa glaire, son stigmate muqueux dans le vagin, la fécondation est possible, et lorsqu'elle ne s'exécute pas nous n'avons rien à y faire : *sunt naturæ ludibria et voluntates.*

Entrerai-je dans les menus détails, parlerai-je, comme mes confrères, des coecydynies, des sacro-dynies, des vagino-dynies, du vaginisme, etc., etc., etc. ? — Mais toutes ces douleurs ne sont que des variétés de ce fond de névralgies pelviennes que j'ai fait entrevoir, et quant au vaginisme, c'est une des espèces d'éclampsies sphinctériennes que j'ai signalées il y a longtemps dans mes mémoires sur les éclampsies. — Par Alceste! ne prêtez pas trop d'attention à ces spasmes peu avouables, calmez-les par toutes les applications belladonées et anti-nerveuses quelconques, apprenez vos malades à les surmonter, mais n'en donnez pas l'idée davantage.

Pour les *flueurs blanches* des jeunes filles, on n'en cherchera jamais l'origine dans telle ou telle modification de l'utérus, et on ne les profanera pas, on ne les déflorera pas par des traitements locaux. — Pour les *leucorrhées* des jeunes femmes, on les regardera *a priori*, par l'ensemble de la personne et de ses fonctions, comme physiologiques et innocentes. Toutefois, lorsqu'elles auront quelque chose d'insolite, on vérifiera par le toucher, qui suffira 99 fois sur 100, et par le spéculum quelquefois. Lorsque les organes seront souples et sains, à quelques écarts près, on se contentera de lotions, d'injections, de bains, de toniques, d'astringents, de moyens simples. Quand on aura appris aux femmes que ce n'est qu'une indisposition, qu'une exagération d'un état naturel, qu'un assujétissement et qu'une question de propreté, elles s'y résigneront facilement. Il faut leur rendre cette justice : qu'il n'y a, pour la plupart, que la peur d'une lésion considérable, la peur du cancer en particulier, qui les rend si entreprenantes et si soumises en fait de pansements locaux.

Que si on découvre une lésion grave, une maladie avérée, classique, on la traitera *secundum artem.*

Il est bien entendu aussi que je réserve le spéculum pour les courtisanes et leurs maladies vénériennes, — et pour les victimes de la syphilis.

Si je voulais maintenant exposer le traitement des troubles éloignés, du côté de l'estomac, du cœur et du cerveau, il me faudrait faire la moitié d'un traité de thérapeutique, — et telle n'a pas été l'intention de la Société de Médecine de Bordeaux. Je me contenterai pour cette partie de renvoyer à la médication générale des dyspepsies, des chloroses et des névralgies. — Toutefois je proposerai des atténuations, des réductions pharmaceutiques : de faire, dans ces troubles des jeunes femmes, la part des états physiologiques que j'ai signalés ; — et de ne plus chercher leur point de départ et leur traitement dans les modifications du col de l'utérus???

OBSERVATIONS

Lésions véniellles

Observation I. — Le 16 avril 1869, une religieuse de trente-trois ans, pressée par son médecin de se laisser traiter d'une maladie de l'utérus qu'il a diagnostiquée chez elle, vient à l'inconnu, par discrétion, d'une ville éloignée, se soumettre à ma visite. Je l'examine en présence de madame la supérieure, et je ne découvre aucune lésion appréciable ni dans l'utérus ni dans le rectum. Je lui déclare alors que les symptômes qu'elle ressent dans le bassin doivent tenir à de la névralgie pelvienne, et que ses appréhensions, ses résignations à la mort ou à des infirmités cruelles proviennent d'un esprit frappé ; mais je lui répète qu'elle n'a positivement ni squirrhe, ni polype, ni cancer.

J'ai rassuré ainsi plusieurs religieuses et je les ai affermies dans leur répugnance et

K

leur résistance instinctives et pieuses. Je leur ai appris que la plupart de ces maladies utérines des femmes du monde étaient illusoires et vaines, et que pour elles, elles y étaient moins sujettes que d'autres. Je leur ai dit, en leur citant des exemples, qu'elles n'étaient pas à l'abri des hémorrhagies, des polypes, des squirrhes, mais que ces maladies avaient des symptômes très-tranchés, et que dans ces conjonctures elles ne devaient pas hésiter à se laisser examiner. Ces opinions sont parvenues aux maisons-mères, et je crois avoir concouru à préserver quelques couvents, quelques communautés, de l'invasion du spéculum et du traitement local des maladies utérines.

Observation II. — Le 17 septembre 1873, à trois heures après-midi, une fille vierge de vingt-sept ans, très-digne personne, en était venue à ces états nerveux exagérés qui sont si communs : maux d'estomac, dyspepsie, chlorose, pâleur, fatigue alternant avec des moments d'éréthisme qui touchent à de l'exaltation. Elle a des douleurs de reins atroces, des règles laborieuses dont elle se préoccupe extraordinairement, des spasmes dans le rectum, une constipation opiniâtre, des envies fréquentes d'uriner et des flueurs blanches. Les douleurs du bassin se sont étendues aux cuisses, aux aines, aux jambes et l'ont rendue impotente, c'est à peine si elle peut marcher. Dans ces conditions, elle était traitée depuis six mois par les cautérisations ! La famille étonnée et froissée de ce traitement chez une fille si pure, me fait appeler en consultation.

Je touche et je trouve déjà le *col naturel*; nous appliquons le spéculum et le col apparaît conique, rose, fermé, virginal, enfantin, un type ! Je lance un regard à mon confrère, qui me répond : il n'était pas comme cela, il s'est amélioré. . . . . . .

Dix mois après, cette demoiselle, pleine d'esprit et d'instruction, vient m'acquitter ma consultation et elle fulmine contre les médecins et le spéculum. Je la modère, et je lui dis que c'est la manière actuelle d'envisager et de traiter les maladies du sexe, que je suis peut-être le seul à soutenir le contraire dans ma pratique et dans mes écrits. Nous causons familièrement et nous convenons que moi : je m'en vais sans emporter la satisfaction de voir adopter mes chères opinions, mais qu'elle, elle verra leur triomphe. . . . dans une trentaine d'années.

J'ai vérifié ainsi plusieurs filles respectables et j'en sais bien d'autres qui ont été traitées localement pour ces symptômes généraux qui n'appartiennent pas du tout à l'utérus.

Observation III. — Mme V..., âgée de vingt-sept ans, est séparée par la guerre de 1870 de son mari, jeune officier, qui est bloqué à Metz, puis prisonnier en Prusse. Pendant ces temps de tourments, la jeune femme pleure, s'agite, s'affaisse, puis elle croit avoir surmonté son inquiétude et être véritablement malade. Elle éprouve des insomnies, des céphalalgies à perdre la tête. Elle a des étouffements, des maux d'estomac, des douleurs dans les reins, dans les aines, et ses règles sont troublées. Elle ne mange pas, elle a des nausées, des vomissements, des crises de nerfs, des difficultés à uriner et des pertes blanches.

Le vieux médecin de sa famille traite son affection de névrose, de mélancolie, d'hystérie larvée, et lui recommande de la résignation, de l'espérance, du travail de corps et d'esprit et des antispasmodiques. Mais lorsque les symptômes nerveux sont soulevés chez une femme, on ne les arrête pas facilement....

On fait appeler un autre médecin qui, imbu de l'aphorisme *mulier tantùm propter uterum*, dirige toute son attention de ce côté et la cautérise tous les cinq jours. Surprise, impressionnée de ces singuliers pansements, cette dame s'y accoutume bientôt et continue tantôt à souffrir, à gémir et tantôt à se résigner. Enfin le moment de la délivrance arrive; son mari rentre au foyer et peu à peu cet ébranlement nerveux s'apaise.

Que dirait, que ferait un homme, pénétrant comme Ulysse, violent comme Ajax, qui, au retour de la guerre ou de l'exil, après une longue absence, trouverait sa jeune femme ou sa fille de vingt ans, entre les mains d'un médecin qui viendrait tous les cinq jours explorer et panser sa matrice, sans accident capital de ce côté, sans autre atteinte physique que cette flétrissure passagère qu'apportent les émotions, l'ennui et le chagrin?

Observation IV. — 11 décembre 1873. Je suis introduit dans une chambre sépulcrale : une femme jaune et défigurée est couchée entre deux photographies représentant : l'une, sa première fille, morte de méningite ; l'autre, son dernier fils, mort du croup. Un bouquet hebdomadaire est sur la table, mais elle ne le portera pas elle-même au cimetière. elle ne peut plus marcher.

Depuis trois mois, cette malheureuse est passée au spéculum et cautérisée.

J'entends ses plaintes de douleurs de reins, de vessie, d'anus, de pertes blanches, de coliques hépatiques véritables, de vomissements, d'apepsie, d'insomnies, de névralgies tempêteuses ; mais je m'arrête surtout devant son déluge de pleurs et devant ses explosions de chagrin.

Je traite son engorgement du foie, je la purge

doucement, je l'endors de temps en temps; souvent nous causons chagrin, et je suis compétent en cette matière. Je fais pénétrer dans son cœur l'espérance rayon par rayon, comme un jour doux dans des yeux délicats. Pendant son traitement même, pendant qu'elle est terrassée, affaiblie, incapable de faire un pas, ses règles se suspendent. Au cinquième mois, malgré elle, sans vouloir en convenir, elle a senti le frémissement de ses entrailles et des battements intérieurs; elle commence à se croire enceinte et à se laisser porter à l'espoir de la réparation. Elle accouche avec une facilité merveilleuse, comme les femmes presque épuisées, le 25 septembre 1874.

Maintenant, tantôt elle pleure, tantôt elle rit avec son cher enfant.

Où était la blessure chez cette femme de trente-quatre ans, dans son utérus ou dans son cœur?

Du premier coup d'œil, j'ai eu cette intuition que chez elle c'était la *mère* qui était frappée; c'était le besoin de ravoir un enfant, conçu dans son sein, fait de sa substance; à tenir dans ses bras, à dévorer de ses yeux, à couvrir de ses baisers, à combler de ses soins: c'était *la passion maternelle* à exercer.

Observation V. — 25 août 1874. Une femme, belle comme Vénus, vient d'outre-mer, ballottée par bien des événements, échouer à Néris. Elle a avec elle une enfant de quatre ans, elle appartient à une famille et à un mari bien placés, et elle est considérée. Elle était traitée sur un autre continent depuis huit mois par deux médecins, pour des ulcérations du col de l'utérus.

Débarquée d'abord à Nantes, elle est soignée par un docteur qui continue le même traitement. Puis elle arrive à Paris, où, ne pouvant aussitôt cicatriser ses ulcérations, réduire le gonflement de son col, remédier à l'antéversion et faire cesser les symptômes locaux et généraux, il est convenu qu'on la laissera se reposer et qu'on l'enverra prendre une saison aux eaux sédatives de Néris, sous le couvert ou l'étiquette d'endométrite.

Là elle prend des bains et des douches intérieures. Mais au bout de six semaines, il lui survient des hémorrhagies épouvantables telles, qu'on télégraphie à son mari d'outre-mer et qu'on a fait tous les préparatifs pour l'embaumer. On me fait l'honneur de m'appeler en consultation, et je me trouve en présence de deux hommes éminents dans la science. L'un d'eux, qui connaît mes opinions négatives, me dit solennellement : le cas est des plus graves et des plus sérieux, et il n'y a pas ici à nier. Nous sommes cinq médecins compétents, qui avons traité madame et elle a une endométrite à n'en pas douter. Nous avons tous interdit les rapports conjugaux, et ces hémorrhagies torrentielles ne peuvent provenir ici d'une fausse couche qui n'est pas admissible! à quoi donc peuvent-elles tenir, vous qui vous êtes occupé des maladies de l'utérus?

J'étais sur la sellette, plus tenu qu'à un examen ou à un concours de l'Académie.

Enfin je touche....., je suis sur le corps du délit et je demande la permission de l'extraire? Après trois quarts d'heure de manœuvre, je retire du fond de l'utérus un placenta compact, stratifié, de la grosseur d'un œuf de poule, et je le dépose sur une assiette devant mes deux très-honorables témoins, qui voudront bien me permettre cette indiscrétion dans l'intérêt de la science.

Voilà donc une femme traitée par cinq notabilités médicales pour une maladie vénielle de l'utérus, avec une importance exagérée; cautérisée, redressée, relevée de toutes manières, *séparée de son mari*, asservie aux prescriptions les plus sévères, entraînée dans des sacrifices, des dépenses, des voyages considérables!

Eh bien, malgré ses souffrances, malgré sa prétendue endométrite et son antéversion, malgré tous les topiques, son utérus était si valide qu'elle était devenue enceinte au départ de son continent lointain, aux adieux;

et n'eussent été les douches et les médications perturbatrices, cette superbe femme aurait pu amener au monde un autre enfant magnifique.

Que de femmes ont été traitées ainsi, séparées de leurs maris; combien sont devenues enceintes malgré nos défenses; combien ont été cautérisées pendant leurs grossesses!

Je ne multiplie pas ces observations que je ne dois plus chercher de première main depuis que j'ai des opinions arrêtées: je rapporte seulement celles dans lesquelles j'interviens comme médecin consultant; mais, comme Interne de services où l'on soignait beaucoup de maladies de l'utérus, j'ai recueilli un grand nombre d'observations pour mes maîtres, et plus tard pour mon propre compte.

D'ailleurs, la méthode est généralisée et incontestée; les ouvrages sur ce sujet et les journaux de chaque jour surabondent d'observations dans lesquelles on attribue ouvertement les symptômes généraux aux lésions légères de l'utérus et où on emploie les traitements locaux pour les combattre.

Observation VI. — Dimanche 25 juillet 1876, une dame, aux eaux de Néris, se présente à mon cabinet accompagnée d'une sage-femme. Elle est âgée de 33 ans, veuve, avec un enfant. Elle est brune, grande, forte et très-exactement réglée. Elle a des flueurs blanches abondantes et floconneuses, des douleurs de reins, des maux d'estomac, et par-dessus tout une grande appréhension, une terreur du cancer, sa mère étant morte de cette affection au sein.

Cette dame, depuis sept ans, a été cautérisée très-souvent, à Nevers, à Saint-Honoré-les-Bains, à Paris et à Néris !

J'examine ses seins et je lui démontre qu'ils sont souples et naturels.

Je la touche, et l'utérus est très-sain. Cet examen m'eut suffi ; mais comme Madame est étrangère, qu'elle est très-frappée et qu'elle a été examinée par plusieurs médecins, pour plus de certitude, je lui applique le spéculum ? et je découvre à la sage-femme, très-compétente : un col arrondi, parfaitement rose et lisse, sans la plus petite altération ; un orifice très-petit et d'où s'échappe une glaire transparente, très-élastique et tout à fait naturelle. — Dès lors ma consultation se borne à affirmer à Madame, devant témoin, qu'elle n'a absolument rien, aucun symptôme, aucune lésion qui puisse faire présumer son cancer, auquel elle pourra échapper en raison de l'incertitude des successions.

Voilà cependant ce qui se passe aux eaux sur une immense échelle : presque toutes les femmes qui y vont avec des maux d'estomac, des douleurs pelviennes, des flueurs blanches, des névralgies (et elles en ont toujours plus ou moins), sont passées au spéculum et cautérisées un certain nombre de fois, les unes pour des lésions vénielles, les autres, comme celle-ci, n'ayant rien !

Voilà le but, l'importance de mon œuvre ; ma lutte désespérante devant tant d'hommes haut placés et intéressés à cette manière de faire.

Voilà pourquoi mon langage est parfois mystique et d'outre-tombe.

Observation VII. — « *Le Bordeaux Médical,* du
» 8 août au 31 octobre 1876, après avoir largement
» analysé mon ouvrage, reproduit dans son numéro
» du 19 septembre de la même année, le compte-
» rendu de la Société de Médecine de Strasbourg
» au milieu de laquelle le professeur Kœberlé vante
» l'emploi de l'acide chromique contre les granula-
» tions ulcératives du col utérin.

» Depuis six ans, il a fait de très-nombreuses
» cautérisations de ce genre, peut-être au-delà de
» *mille !* — le résultat a toujours été excellent.

» L'acide chromique est un caustique anhydre,

» desséchant, et un poison dangereux, son applica-
» tion minutieuse, exige d'un quart d'heure à une
» demi-heure. Bientôt, de 15 minutes et jusqu'à
» sept heures après, les femmes ressentent les
» effets toxiques, elles se mettent à vomir..... un
» liquide bilieux......, ou sont prises de diarrhée.

» L'eschare se détache du septième au quinzième
» jour, et la cicatrisation s'opère de la cinquième à
» la sixième semaine.

» M. Kien objecte qu'il n'est pas nécessaire
» d'avoir recours à un moyen si dangereux, si délicat
» à manier, et qu'on obtient la cicatrisation dans la
» même moyenne de six semaines, par tous les
» autres moyens plus ordinaires.

» M. Schmeltz dit qu'il a vu le professeur Karl
» Braun, de Vienne, cautériser avec le même acide
» chromique : que la malade a eu de très-violents
» vomissements et a fini *par faire une fausse-*
» *couche de deux mois*. — Karl Braun, ajoute-t-il,
» cautérise même les femmes *enceintes !!*

Je discute moins cette spécialité de cautérisation, chacun a la sienne, plus ou moins émouvante, que la grande question d'opportunité : Dans ces mille cas, multipliés par bien d'autres milliers, ces opérations étaient-elles nécessaires, sauf les quelques exceptions que nous admettons ?

Y a-t-il progrès véritable dans cette manière de traiter les femmes, et l'oubli volontaire des anciens qui avaient CONNU ET ABANDONNÉ LE SPÉCULUM, et la réserve de nos pères n'étaient-ils pas plus sages?

Abus du Spéculum.

Observation VIII. — Dernièrement, un jeune médecin, très-bien du reste, comparaissait en police correctionnelle pour s'être vanté en public des bonnes fortunes que lui avait values le spéculum!

Avais-je si grand tort, dans ma jeunesse, dans ma première conception, de m'écrier, dans ma Némésis, devant d'autres cas de ce genre : Dieux des enfers, vous savez toutes les turpitudes et les crimes dont le spéculum a été le prétexte et l'occasion!

Lésions mortelles ou graves

TUMEURS FIBREUSES

Observation IX. — Mme X..., cinquante-trois ans, portait bravement depuis cinq ans une tumeur fibreuse, de la forme et de la grosseur d'un concombre : son enveloppe se déchire le 26 décembre 1874, et la tumeur s'engage comme en accouchement. Le 2 janvier 1875, j'appelle à mon aide le professeur Gosselin et M. Petit, chirurgien de l'hôpital de Moulins. Nous morcelons la tumeur et nous l'enlevons par fragments ; mais cette précieuse mère mourait quatre jours après de péritonite.

Je compte autour de moi quarante-cinq femmes qui portent des tumeurs de l'utérus, les unes depuis cinq et dix ans, les autres depuis quinze et trente ans. Les tumeurs malignes, celles à évolution rapide, il faut bien en subir les ravages ou les opérer quelquefois ; les bénignes ou les stationnaires entravant la vie, mais permettant une existence restreinte pendant dix et trente ans, celles-ci, on peut les tolérer.

Polypes.

Observation X. — Mme X...., veuve, trente et un ans, tenant un café dans une ville voisine, était épuisée depuis deux ans par des hémorrhagies incoërcibles. Je lui soupçonne et je lui reconnais un polype de la grosseur du poing. Je l'opère par abaissement et section du pédicule, avec l'assistance de mes honorables confrères Simonnet, Desveaux,

Tardy et Vachée. Cette femme était bouffie, enflée, décolorée, impotente, exsangue. Au bout d'un an, elle avait repris bon œil, bon visage, bon pied et bonne dent. A sa deuxième année, elle est jolie, forte, pléthorique et très-recherchée en mariage; mais elle ne peut se décider, parce que je ne lui ai pas garanti qu'elle serait hors d'enfant, tant elle est bien reconstituée.

J'ai ainsi, en présence de différents confrères, opéré six autres femmes, parmi lesquelles une fille vierge (avec le Dr Pangaud), et toutes sont remontées admirablement des abîmes de l'anémie; tant est grande la faculté des femmes de perdre presque tout leur sang et d'en revenir.

Chute de la Matrice.

Observation XI. — Une fine mendiante, grasse et bien conservée pour ses soixante ans, va de quartier en quartier, et surtout de campagne en campagne, son bâton à la main, et pose en grande infirme. Lorsqu'elle rencontre quelque hésitation, elle demande à passer à l'écart et découvre une chute prodigieuse de sa matrice, qui lui descend à moitié des cuisses.

La plupart des femmes atteintes de chute

de matrice, que je vois familièrement, ne peuvent pas supporter leurs pessaires. Elles se contentent d'un tampon et d'une garniture, et elles se résignent alors à une vie restreinte. A l'habitude elles restent libres, et lorsqu'elles voyagent, qu'elles forcent ou que leur matrice se précipite davantage, elles se garnissent plus fortement; une ceinture serrée et une traverse passée ferme sous le périnée.

Quant à ces troubles extraordinaires attribués à des abaissements de quelques millimètres et même à fleur de la vulve, ce sont des malaises, de la gêne, une certaine entrave, il est vrai, mais souvent de l'exagération de la part des femmes et du zèle du côté des médecins. Laissons aux sorciers, aux panseurs et aux impurs le don et les manœuvres profanes de relever ou d'abaisser la matrice.

Renversement de l'Utérus.

Observation XII. — Une très-brave femme, prise de renversement de l'utérus à sa première et unique couche, a des hémorrhagies indéfinies depuis dix-huit ans. On sentait une saillie arrondie de la grosseur d'un œuf, tomenteuse et saignante au moindre frottement. Je l'entretenais dans cet état, tantôt pire, tantôt moins mal, faisant péniblement son ménage, mais toujours à la tête de sa maison et élevant très-bien son fils. Le professeur Chomel vient ici en consultation, elle lui est présentée ; il soutient, malgré tous mes renseignements, que c'est un polype, et il l'emmène à Paris où il la fait opérer. Mais elle meurt de péritonite ! Ce n'était pas un polype, mais bel et bien la matrice qu'on avait amputée.

A ses adieux, cette victime m'a confessé que son mari était brutal et passionné, et que pendant ses dix-huit ans d'infirmité, elle avait fait largement son métier de femme *(sic)*.

Métrorrhagie.

Observation XIII. — Mme X..., maîtresse d'hôtel, puissante et bien nourrie, perd à flots à ses époques et dans les intervalles, comme un bœuf à la boucherie, suivant ses expressions. Jamais je ne lui ai découvert ni squirrhe, ni polype, ni lésion déterminée, seulement le col était plus ou moins ouvert et laissait parfois saillir la muqueuse utérine boursouflée. Plusieurs médecins renommés, qui ont logé chez elle, lui ont donné des appréciations diverses. En dernier ressort, son neveu et son filleul, très-bien placés à Paris, la décident à se faire opérer d'un polype, que je n'admets pas, moi ! Ses préparatifs faits, elle me rend toute sa confiance, elle renonce à son voyage et se voue encore à l'expectation. Cinq ans plus tard, la source se tarit enfin.

Mme X... prend sa retraite à cinquante-huit ans, mène une vie moins active et se nourrit moins fortement. Dans cette période de quatorze ans, elle est atteinte de rhumatisme chronique, d'hypertrophie du cœur et meurt de pneumonie à l'âge de soixante-douze ans.

Observations XIV et XV. — J'ai encore deux religieuses qui ont ainsi des métrorrhagies essentielles : une depuis treize ans, l'autre depuis onze. Une de leurs compagnes étant morte de squirrhe à cette région, je leur ai bien expliqué ce que le toucher révèle alors. Elles m'assurent qu'il n'y a rien de bosselé, de dur, d'inégal, rien de saillant non plus ; et nous vivons ainsi dans la réserve et le respect dus à des âmes, à des corps purs.

A l'époque de la ménopause, avant ou après, on rencontre souvent des métrorrhagies essentielles qui ne demandent que de la surveillance, du repos, des astringents, des dérivatifs, des antihémorrhagiques et des reconstituants.

Les métrorrhagies sont tellement dans l'organisation et les crises de la femme, qu'elles se présentent quelquefois à l'apparition des règles.

Observations XVI et XVII. -- Cette année 1874, j'ai été appelé auprès de deux petites filles de quatorze ans, qui ont eu de véritables hémorrhagies, effrayantes pour leurs parents. J'ai dû m'assurer qu'il n'y avait pas de lésion, et avec du repos et des astringents, ces deux hémorrhagies ont cessé, et ces adolescentes se sont reconstituées graduellement.

Squirrhe.

Observation XVIII. — Une des plus belles filles de notre pays, ayant failli et eu plusieurs enfants illégitimes, bourrelée de chagrins, est prise de squirrhe à marche galopante, à l'âge de trente-six ans. En trente jours ses beaux cheveux, si noirs, blanchissent, son corps superbe est miné et elle meurt en quarante-cinq jours.

D'autres mettent deux et quatre ans à se consumer. Je crois que le toucher suffit ici au diagnostic. Le spéculum est douloureux et compromettant ; il renouvelle les écoulements de sang, déchire les bourgeons, les mamelons, les bras cancéreux; et quant aux cautérisations, elles sont impuissantes. Aussi les spécialistes eux-mêmes l'emploient bien moins dans ces lésions graves que dans les lésions vénielles.

C'est bien là le thermomètre, la mesure de sa valeur: un instrument très-employé pour des bobos et inutile dans les grandes affections (sauf dans quelques opérations)!

Flueurs blanches.

Observation XIX. — 1873. Mme X... a des pertes blanches si abondantes, qu'ayant été accouchée au forceps, elle craint d'avoir eu la vessie crevée et d'être infirme? Je l'examine en présence de sa mère, et à peine la sonde introduite, il s'échappe un jet vigoureux; le col est gros, mais souple, il laisse pendre une grosse glaire cristalline, bien transparente, et son orifice est radié, rayonné de stries rougeâtres; par conséquent, pas de fistule vésico-vaginale, pas de lésion organique de l'utérus; et les flueurs blanches doivent être un flux surabondant, un état physiologique exagéré.

Je prescris des lotions, des injections siccatives et des astringents à l'intérieur; mais quelque temps après ces dames me disent qu'elles trouvent le traitement plus assujettissant que l'indisposition elle-même, et que du moment qu'il n'y a pas de gravité elles préfèrent des soins de propreté plus répétés.

Observation XX. — 1875. Mme X... me conduit aussi sa fille qui perd étonnamment en blanc, enceinte et nourrice ; elle change, elle est fatiguée et amaigrie et elle redoute une de ces affreuses maladies utérines dont on parle tant de tous côtés, et auxquelles elle finirait par croire, malgré elle. Je plaide longtemps pour la rassurer ; mais sa fille redevient enceinte avec récidive du même débordement et d'un affaiblissement notable ; je lui affirme alors, après examen, que tout est bien en place et dans de bonnes conditions, sauf cette surabondance de sève, qui se tarira bien un jour. Cette fois, ces deux dames et la famille restent convaincues qu'il n'y a pas de lésion sérieuse et supportent leur désagrément.

Mes Chlorotiques.

Observation XXI. — A mes chlorotiques, dans les pensions, dans les familles, dans nos ateliers, dans les campagnes, dans mon cabinet, de tous côtés, je souris : je considère les changements extraordinaires qui s'opèrent en elles. Je les plains de leurs maux d'estomac, de leurs dyspepsies, de leurs céphalalgies, de leurs bourdonnements d'oreilles, de leurs battements de cœur. Je m'attendris sur leur pâleur, leurs tristesses, leurs larmes, leur mélancolie, sur leurs fatigues et leurs flétrissures paradoxales, au plus bel âge de leur vie ! Je revois toujours avec émotion les transformations profondes de leur substance, — et les *virements* de leur vitalité ! Je les rassure, je rassure leurs mères, je prescris quelques ferrugineux, quelques toniques, quelques antispasmodiques ; je tâche d'y joindre quelques distractions, suivant les forces restantes et suivant la fortune des parents. Je les laisse onduler entre la force et la faiblesse, entre des élans contraires, s'affaisser et se relever, blanchir, jaunir et s'empourprer, se faner et se rafraîchir ; osciller entre un état maladif et une certaine santé, une certaine activité persistantes ; se fondre et se reconstituer, modifier enfin leur organisme pour les fonctions viscérales qu'elles ont à accomplir, auxquelles elles ont à se préparer, en dehors de leur volonté, instinctivement, par un fait naturel.

Mais jamais, des grands jamais, qu'elles aient ou non des flueurs blanches, qu'elles soient filles ou femmes, il ne m'est arrivé de les soumettre à des examens et à des traitements indiscrets.

Observations XXII et XXIII. — 1876. J'observe deux chlorotiques, pâles, défaites, effrayantes, ne pouvant mettre un pied devant l'autre, avec des maux d'estomac, des palpitations, un bruit de souffle très-marqué, des douleurs de tête et des tintements d'oreilles. Elles se marient quand même, elles restent languissantes, maladives ; — mais elles conduisent à bien leurs grossesses, puis graduellement elles se fortifient !

Observations XXIV *et* XXV. — 1876. Au contraire deux jeunes personnes de mes amies, âgées de 22 ans, colorées et fortes, font chacune un très-beau mariage, et avec leur millionnaire s'en vont, suivant la mode d'à-présent, faire le voyage d'Italie !

N'ayant pas été averties par cette lassitude prémonitoire, cette invitation de la chlorose à réserver leurs forces, à se ménager pour les fonctions intérieures qu'elles auront à accomplir, elles vont étourdiment. — Mais toutes les deux font une fausse couche à trois mois !

Voilà les conséquences de ces grands voyages, de ces grandes fatigues, de ces prodigalités de forces dans les premiers temps du mariage. Voilà une des applications de mon intuition de la chlorose, qui invite les jeunes femmes à une certaine retraite, à un certain repos, et voilà pourquoi je me suis inscrit depuis longtemps contre les voyages fatigants dans la lune de miel.

Lorsque la chlorose assiége le poumon, *Pulmonem obsidet*, elle joue quelquefois la phthisie, l'asthme et le catarrhe.

Observation XXIV. — Mlle A... cumule une chlorose et une bronchite catarrhale et spasmodique. Magnifique trois mois avant, elle dépérit à vue d'œil et tout le monde qui la connaît et qui l'aime remarque sa pâleur profonde, son port changé, son corps incliné et on s'inquiète lorsqu'elle tousse indéfiniment, par quintes obstinées, et qu'elle amène quelquefois des crachats muqueux. — Heureusement elle n'avait pas de germes de phthisie et en dix mois elle revenait à la santé.

Cette jeune personne de vingt ans était sous le coup de cette accumulation de fluide nerveux et de lymphe qui s'entasse à la puberté des femmes et qui se porte tantôt sur un point et tantôt sur un autre, l'élément nerveux d'un côté et l'élément lymphatique de l'autre, ou tous les deux sur le même point. — Quant à la fonte de sa substance, elle ne tenait à aucune lésion organique, mais à la transformation des tissus des jeunes femmes que là chlorose prépare en elles.

Observations XXVII, XXVIII, XXIX *et* XXX. — Mais l'équilibre rompu ne se répare pas toujours aussi vite et la mauvaise direction et l'exagération prises par le fluide nerveux ou par la lymphe se prolongent parfois d'une manière confuse et alarmante.

Je revois Madame X... qui a eu un catarrhe utérin excessif pendant vingt ans et qui sonnait son agonie de cancéreuse; — une autre qui a eu une gastralgie et un dépérissement à faire craindre une lésion de l'estomac; — celle-ci des névralgies atroces et consomptives; — celle-là des palpitations à ne pouvoir marcher et à faire appréhender un anévrysme.

Après ces entraves très-prolongées, vers la cinquantaine, ces femmes affranchies de la fabrication de la lymphe et du fluide nerveux viscéral, ont recouvré une liberté, une aisance et une activité contrastantes avec les impotences et la langueur de leur jeunesse.

Mes Stériles.

Observations XXI. — Mme X..., mariée depuis neuf ans, sans enfant, est en pleine cachexie utérine; gastralgique et tourmentée de névroses, leucorrhéïque et en proie aux maux de reins, à toutes les douleurs de la névralgie pelvienne. Je l'examine et la traite au spéculum : le col est gros, ulcéré au pourtour de l'orifice qui est anfractueux, la glaire utérine est énorme, et l'utérus et le vagin fournissent des sécrétions surabondantes.

J'applique le traitement accrédité : je cautérise tous les trois ou cinq jours pendant six mois. Avec la curette, avec ma longue pince, je tire et j'arrache sa glaire, qui se reproduit à mesure que je l'enlève. Je la blanchis, je la coagule avec mes acides, mais elle se reforme aussi cristalline qu'avant à mesure que je la cautérise énergiquement et profondément.

Pendant trois ans je reviens au même traitement local et général chez cette charmante femme qui a l'amabilité de s'en dire modifiée en mieux.

Mais elle n'a pas surmonté sa stérilité fatale.

Observation XXXII. — Mme X..., vingt-huit ans, mariée depuis cinq, sans enfant aussi, est à peu près dans les mêmes conditions : col volumineux, ulcéré, et catarrhe utérin très-marqué. Je la cautérise très-fortement, je la soumets à des trochisques, à tous les astringents possibles. Je l'envoie aux bains de mer, aux eaux de Châteauneuf, à Vichy, où elle est cautérisée derechef, sans résultat.

A sa onzième année de mariage, alors qu'elle ne faisait aucun traitement depuis deux ans, qu'elle était résignée, qu'elle n'attendait plus, elle devient enceinte et mère d'un beau garçon.

Observations XXXIII, XXXIV *et* XXXV. — Mêmes observations, sur une damc, après quatorze ans de mariage; — sur une autre, après dix-huit ans; — sur une autre, après vingt-quatre ans, à quarante-quatre ans, alors qu'elle croyait à la cessation de ses règles.

Ces femmes qui ne conçoivent qu'une fois en onze ou en vingt-quatre ans, avec le même mari, qu'on appelle des dysgénésiques (concevant, *dus*, avec peine), sont semblables aux femmes stériles et aux femmes fécondes : par conséquent les trois catégories sont semblables entre elles! C'est ce qui m'a conduit à cette proposition, qu'anatomiquement nous ne savons pas quelle est la cause de la stérilité (sauf les cas de mauvaise conformation bien établie).

Observation XXXVI. — Nous vivons dans l'intimité depuis vingt-cinq ans avec une dame jolie, bien portante, et rieuse entre toutes. Elle dîne fort agréablement, elle se pare, joue, danse, chante, fait de la musique et cause à ravir. Elle est toujours prête à une partie, à un voyage, à une obligeance, à un service. Elle a bien fait dans le temps quelques tentatives médicales pour avoir un enfant, mais elle a bientôt compris et accepté franchement sa destinée.

Et nous sommes convenus qu'elle, elle a été faite pour *l'ornement du monde.*

Observation XXXVII. — A Mme X..., grande, sèche, bilieuse, d'un tempérament où domine le *strictum*, je dis : relâchez-vous, tâchez d'arriver au lymphatisme, à l'état glaireux le plus favorable aux conceptions ; prenez des bains, des mucilages, mangez beaucoup de porreau, suivant la recette de l'école de Salerne,

Le porreau qui déplaît au goût de bien du monde,
A la vertu de rendre une femme féconde.

Mais ici l'adage est en défaut, et cette dame très-pieuse et très-généreuse, s'adonne largement aux œuvres de charité. — Elle était réservée, elle, pour l'*utilité.*

Observation XXXVIII. — Un couple très-entreprenant, après avoir bien couru les eaux fécondantes, se met, à Paris, entre les mains d'un spécialiste qui, moyennant trois mille francs, leur fait beaucoup de petites opérations. — Le mari, très indiscret, raconte, dans des causeries croustilleuses et très recherchées, des choses étonnantes; — mais peu édifiantes pour la pureté de la science !

Observation XXXIX. — Pris à ses épatantes narrations, un homme sérieux vient dans mon cabinet me demander s'il n'y a pas quelque chose d'admissible dans toutes ces tentatives? Je lui réponds en lui développant ma thèse sur la stérilité, que je ne crois pas à ces allégations et à l'effet de ces opérations étranges. Et il se résigne de nouveau à son sort et à ne rien entreprendre d'excentrique.

Observation XXXX. — Parmi les femmes du peuple, il m'en revient de temps en temps quelques-unes me consulter d'un air de connaissance pour un gamin ou une gamine qu'elles disent avoir pris avec elles, suivant mes conseils : — Je les affirme dans cette voie, dans cette occupation incessante, dans cette animation de leur maison et dans cet allégement des charges de leurs frères — (à la condition de ne pas trop léser leurs autres neveux).

Mais je prépare ainsi toutes mes stériles à cette mission : d'aider ou de suppléer les mères propres, mortes ou insuffisantes; à se dévouer pour les orphelins.

Observation XXXXI. — Un professeur, devant lequel vont bientôt s'ouvrir les portes d'une académie, a, entre autres, cautérisé une jeune femme stérile si fortement et si profondément que son col n'est que brides, cicatrices et rétrécissements, et que ses règles ont de la peine à se faire jour. — Puis il a osé, *horresco referens!* lui pratiquer la fécondation artificielle (qui heureusement n'a pas réussi).

Je viens de surprendre, 30 mai 1876, un de ses élèves sur le point de tenter le même artifice chez une de ses parentes, sans scrupules, sans se douter, sans avoir conscience qu'il manquait à la pudeur.

Les mauvaises leçons, les opérations ténébreuses, les exemples fâcheux sont si facilement suivis; le maître doit tant de respect à l'élève qu'il importe aux Académies d'être bien circonspectes et de réserver leurs distinctions pour les œuvres, les pratiques et les hommes véritablement honnêtes comme véritablement savants.

Observation XXXXII. — Devant une femme assez forte, à laquelle ses médecins reprochent le peu de lymphe et d'humidité qui lui restent, qu'ils envoient aux bains de mer, à qui ils recommandent une très-forte alimentation, des rôtis, beaucoup de viande crue et du vin pur, je ne puis m'empêcher de m'écrier : Mais, ma chère dame, si dans votre position, dans votre envie démesurée, il y avait quelque chose à tenter, vous faites précisément tout le contraire. Au lieu de vous tonifier à l'excès, de vous dessécher, il vaudrait mieux vous relâcher et vous humecter. Jetez un regard dans la nature et voyez par vous-même :

Les femmes sont des poulettes dont les ovules sont d'autant moins féconds qu'elles sont nourries plus généreusement. Les belles poules de nos volières pondent mal. Celles des campagnes qui vivent de leur brasse, amènent des œufs tout germés. Aussi les métayères qui savent bien cela ne poussent pas celles qu'elles veulent faire couver ; à ces poules médiocres d'apparence, elles donnent treize œufs, et il en éclot douze ou les treize complets. Tandis que nous, dans nos basses-cours, nous mettons quinze œufs de la belle espèce sous une grosse poule, et il n'en vient guère que cinq ou six ; quelquefois pas un.

Il y a des cavales qui ne rencontrent jamais, et ce sont les plus intrépides, les plus infatigables, celles avec lesquelles les imprudents font leurs prouesses. La nature a réservé pour elles la plus grande activité, toutes les forces du genre. — Nos juments de maîtres, nourries à une alimentation sèche, à beaucoup d'avoine, ne prennent que rarement. — Ce sont les juments de domaine, gorgées d'herbes, molles, glaireuses, qui poulinent et qui entretiennent l'espèce.

La fécondité grouille dans les glaires : les poissons se multiplient à l'infini dans les viscosités des eaux qui leur servent de réseaux, de berceaux et d'aliments. — Les oiseaux naissent dans les glaires concentrées, renfermées dans une coquille. — Les femelles des herbivores, aux mucosités abondantes, rencontrent presque immanquablement. — Ainsi les femmes du peuple mal nourries, molles, leucorrhéïques, sont celles qui conçoivent le plus. Dans cette misère féconde, dans cette masse lymphatique je vois naître, pulluler et grandir les enfants ; la lymphe est leur début, leur première organisation, leur trame, leur canevas. Plus tard il s'y dépose, il s'y intercalle des sels, des globules plus riches, des fibres plus tenaces, des muscles, des os, des éléments puissants.

Eh ! comment n'y aurait-il pas des Stériles?

Observation XXXXIII. — J'observe des femmes d'une faiblesse déplorée publiquement, demi-paralytiques, moribondes depuis des années, et qui font dix et treize enfants. — Bien entendu elles ne nourrissent pas, elles ne soignent pas : elles mettent au monde, — à d'autres d'élever.

Dieu qui a prévu ces bizarreries, ces jeux de la nature, a institué sa belle phalange des stériles, au cœur compatissant, à l'esprit généreux, et au corps vigoureux; des femmes valides, sans attaches, sans charges, sans entraves, pour suppléer aux défaillantes ; pour recueillir des enfants qui mourraient sans elles, et les prolonger et les faire cheminer à travers les mille chances de la vie.

J'entends mes rapporteurs et quelques hommes graves se récrier : ce ne sont pas là des observations sérieuses et médicales. Eh! quelle interprétation voulez-vous donc donner? puisque les stériles *sont aussi bien conformées* que les fécondes, puisque cet infiniment caché qui empêche la fécondation nous échappe. Sont-ils plus sérieux vos spécialistes qui se permettent toutes sortes de tentatives et d'opérations inutiles, sur ces braves femmes? Elles sont curieuses, il est vrai, crédules à vos promesses, très-désireuses d'avoir un enfant conçu dans leur sein, mais en définitive, elles sont respectables, et la science et la morale, et les hommes d'élite doivent les protéger.

La maternité dans le genre homme, je ne saurais trop le répéter, ne consiste pas seulement à engendrer, mais à élever longtemps. J'admets la part de celles qui fabriquent, mais je revendique aussi la part des femmes dévouées et sublimes qui, sans lien intime et charnel, sans instinct animal, nourrissent, aident, élèvent et perfectionnent; qui sont mères de par le cœur, de par la volonté, de par les bras indispensables à l'élevage des petits de l'homme.

Observation XXVIV. — 15 juillet 1876. — La jeune X..., aux cheveux rouges, à la peau décolorée et tachée de rousses, des plus lymphatiques, crachant souvent le sang et se traînant comme une poitrinaire, met au monde, en sept ans de mariage, cinq enfants.

Sa pauvre sœur en prend un soin extraordinaire, et par l'engrenage des choses, fera insensiblement une tante à vie, une stérile volontaire et dévouée.

Ici il y a une femme incapable de travail extérieur qui procrée, — et une tante et une grand-mère qui élèvent !

Voilà la nature humaine prise sur le fait, — une de mes suppléantes à son début.

Mères tardives.

Observation XXXXV. — Le 2 août 1876, je vais avec mon fils, étudiant en médecine, voir un paysan pris de rhumatisme aigu. — Je remarque

que le ménage est mieux tenu que dans les autres maisons, que la femme est très-agile et très-intelligente : « Cette petite fille de neuf ans, est-elle à vous? — Non, Monsieur; je suis mariée depuis quinze ans, je n'ai jamais eu d'enfants, et j'ai adoptée une de mes nièces, en attendant; en attendant, parce que je ne désespère pas d'en avoir pour mon compte! Il y a dans le village voisin, à Sainte-Thérence, une femme, la Gaume, qui, après vingt-cinq ans de mariage, avec le même mari, vient de mettre au monde un petit garçon qu'elle nourrit très-bien. » (Fait public.)

C'est là une de mes dysgénésiques, mères tardives, qui entretiennent l'espoir chez les agénésiques ou stériles. Interrogez ces femmes? leurs fonctions sont normales; visitez-les? elles sont bien organisées (sauf les rares défauts de conformation que j'ai signalés.) — Les stériles et les mères prodigieusement tardives sont dans les desseins de Dieu, et ces dernières pour entretenir l'espoir dans toute la légion des stériles.

Jeune Femme — et Grand-Mère.

Observation XXXXVI. — Une de mes parentes m'a répété pendant 15 ans : tu ne veux pas faire attention à mon os (son sacrum), mais tu verras qu'il m'y viendra du mal : je souffre continuellement dans les reins, dans le siége ; je sens dans mon bas-ventre comme quelque chose qui s'y amasse, qui y bouillonne, qui s'y engorge. Tu ne veux pas me faire de remèdes et j'en viendrai à une grande maladie de matrice, dont toute ta science ne pourra plus me tirer.

Tous les deux ou trois mois je plaidais avec elle, lui objectant : mais sans compliments, ma chère, tu n'es pas trop mal ; tu marches quand même, tu vas à l'église, à la promenade, en visites, au bal de temps en temps ; tu supportes souvent des trajets en voiture de 4 à 6 heures ; tu peux vaquer dans ta maison ; tes règles sont assez régulières, et tes pertes blanches sont seulement glaireuses, muqueuses, sans fétidité, sans suppuration. Je t'assure que tes indispositions sont très-communes et en quelque sorte naturelles.

Mais elle continuait à se tourmenter, à nous tourmenter, et de loin en loin je l'examinais au spéculum, avec son mari, qui n'était pas dépourvu de connaissances, et auquel je faisais cette démonstration : — Son col, que vous apercevez déformé, volumineux, en boule, résulte de ses trois accouchements. — Ses petites excoriations ne sont que des soulèvements de l'épithélium, qui ici est très tendre ; — ses granulations, que vous voyez saigner au frottement de mon pinceau, c'est de la chair à nu, de petits bourgeons sans pellicule, sans enveloppe, — l'entonnoir dilaté que présente le canal du col tient au volume de ce gros tampon. — La glaire utérine, au lieu d'être un cordon, un ruban comme chez les nullipares est ici une grosse touffe, calibrée sur les dimensions de l'infundibulum ; mais remarquez comme à son émergence du col elle est claire, cristalline et naturelle !

Maintenant saisissez bien ma découverte, qui a échappé aux observateurs depuis des siècles et aux gynécologistes dans les 40 ans de leur pratique excessive : ces Messieurs regardent cette glaire comme morbide et font tous leurs efforts, les cautérisations les plus mordantes, et les curages les plus profonds pour la détruire ! Moi, au contraire, je la considère comme physiologique et nécessaire. Pour moi, chez les grands animaux et chez l'homme, la fécondation s'opère comme dans les fleurs : tout cet entonnoir que j'écarte avec mon spéculum peut être comparé au calice et à la corole. Le col qui aboutit au réceptacle matriculaire est le pistil, et la glaire son stigmate, le gluant qui attrape le pollen. C'est elle qui retient le liquide séminal et qui le conduit à l'ovule dans son réceptacle et jusqu'à l'ovaire.

Ces Messieurs se préoccupent beaucoup des conceptions *sine intromissione ?* Si cette glaire est très-fraîche, très-vivace, jusqu'à sa sortie de la vulve, comme ces longs pistils pédiculés, débordant la corole, elle permet cette fécondation surprenante. Ici la glaire paraît vive, jusqu'aux trois quarts de sa longueur, *Ergo si nimios pueros timeas, cave !*

Quant à ses flueurs blanches je lui faisais comprendre que c'était le trop plein, l'exhalation de la sève qui se porte dans le bassin ; qu'il y a un courant d'humeurs, de liquides, de lymphe, de matériaux qui se dirige par là, en vue des conceptions et du développement de l'enfant. Je lui expliquais que ce gros placenta, cette chambre utérine si vaste, aux parois si épaisses, que ce fœtus énorme, de 3 à 5 kilogrammes ne s'improvisent pas en quelques mois : Il y a une disposition préalable, et un grand afflux d'éléments, de molécules, de matériaux vers ce laboratoire.

Puis j'ajoutais : pour disposer et organiser cette masse de lymphe et de sang il faut un *anima* très actif, une grande activité nerveuse. Parallèlement au courant de lymphe il y a un courant d'influx nerveux pour vivifier cette matière. Et de même que le *fluxus* déborde ici, *ibi le stimulus* tend aussi à dépasser le but à s'échapper à sa manière.

C'est de cette activité, de cet afflux nerveux et de ces échappements que partent ces douleurs dans les reins, dans les aines, dans les lombes, dans le *sacrum* ; sous toute espèce de formes, de malaises, d'entraves, d'impotences, et de troubles les plus variés.

Grand-Mère

Observation XXXXVII. — Chez Madame, la jeunesse a passé, elle a ses soixante ans révolus.

Ses flueurs blanches sont taries, ses douleurs pelviennes se sont dissipées, et il ne lui est survenu aucune maladie organique; *son sacrum* est intact aussi bien que sa matriee.

Maintenant elle lit, elle étudie, elle fait apprendre beaucoup à ses petits enfants; elle marche davantage, elle travaille dans son ménage; c'est un mouvement perpétuel. Elle a l'activité d'un homme, elle en fait autant et plus que son mari.

Les forces maladives qu'elle retenait dans son bassin, dans ses entrailles, devenues libres, semblent s'être portées dans son corps et dans son cerveau, et ont *viré* au bénéfice de sa musculation et de son esprit.

ERRATA

PAGE 10, première ligne du dernier alinéa : au lieu de *accessotires,* lisez *accessoires.*

— 16, première ligne : *eczémas* et non *eczmas.*

— 19, cinquième ligne, au lieu de *connues,* lisez *communes.*

— 23, neuvième ligne, au lieu de *canaux,* lisez *anneaux.*

— 39, quatrième ligne en remontant la page : lisez *au* creux et non *aux* creux.

— 43, sixième ligne : lisez *des* phénomènes.

TABLE DES MATIÈRES

Physiologie médicale de la femme.

OBSERVATIONS.

Lésions vénielles.

Lésions mortelles ou graves.

Moulins. — Imp. Crépin-Leblond.

TRAVAUX DU MÊME AUTEUR

Parallèle de l'Hystérie et des Maladies du col de l'Utérus.

De la Saignée dans la Grossesse.

De la Conservation des Membres dans les cas désespérés.

Des Amputations en ville.

Des Caustiques dans le Cancer de la face.

Nécroses du Maxiliaire inférieur.

Des Hernies étranglées.

Des Corps étrangers à travers les Voies digestives.

De la Syphilis des Verriers.

Contagions mystérieuses.

Du Croup profond.

Accidents des Émétiques et des Purgatifs.

Empoisonnements par le Datura-stramonium.

De l'Embaumement dans la Gangrène externe et interne.

Des Fièvres éruptives : *Rougeole*, *Scarlatine et Variole*.

Etc.

Tous ces Mémoires réunis forment un vol. in-8° de 444 pages

PRIX : 5 FRANCS

Des Plaies pénétrantes des Articulations, un volume in-8° de 124 pages, prix : 3 fr. 50.

Paris, 1873. J.-B. BAILLÈRE et fils.

Moulins, Imp. Crépin-Leblond.

www.ingramcontent.com/pod-product-compliance
Ingram Content Group UK Ltd.
Pitfield, Milton Keynes, MK11 3LW, UK
UKHW012028240726
13965UKWH00002B/641

9 782012 873643